疲れない大百科

工藤孝文

仕事 人付き合い 家事 育児……つねにフル回転。

おみしたい！

けど休めない！

そんな忙しい女性のための、

気力・体力がアップする習慣

を教えます。

無理してがんばりすぎると、免疫力が落ちていく！

「風邪気味だけど、仕事しないと」「子どものために、ごはんを作らないと」そんなふうに、「休みたいな」とは思いながらも体を動かしてしまうと、ナチュラルキラー細胞などの免疫力が低下し、ウイルスに対する抵抗力が弱まるといわれています。

風邪をひきやすくなったり、唇にヘルペスができてしまったり、「あぁ〜なんか本格的に調子が悪いな……」という段階までくると、カラダは防御体制を発令して、カラダを守るための免疫物質を作り出します。

この免疫物質はウイルスを抑えるのには有効ですが、脳に悪影響を与えます。それが、なかなか取れない疲れ・不安・抑うつなどの症状を引き起こすのです。

慢性疲労は、「寝る」だけでは追いつかない！

免疫物質が脳内で作られると、抗ストレス作用を持つセロトニンなど

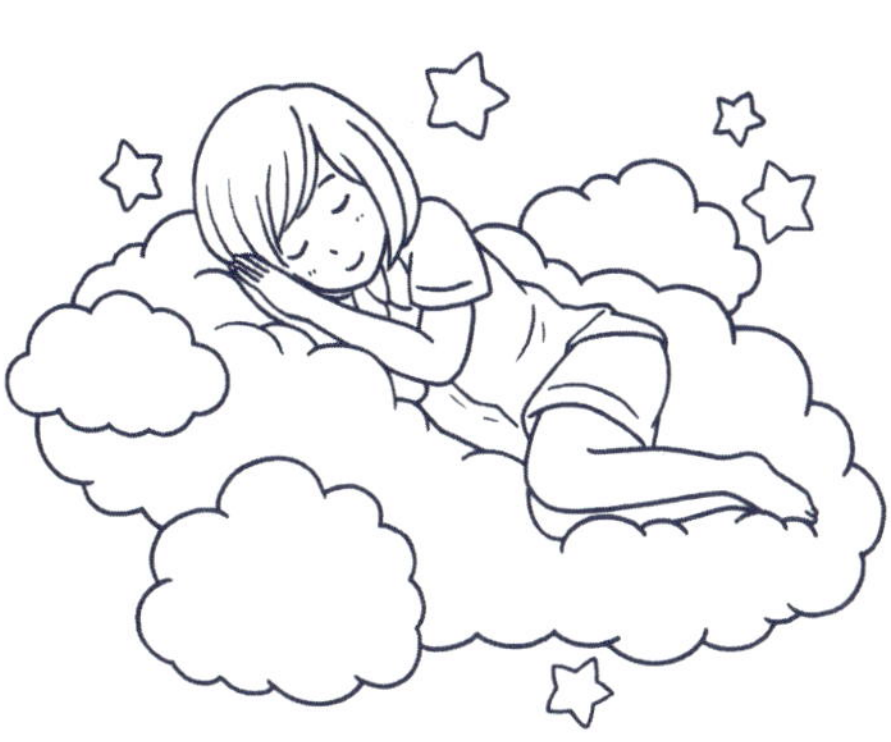

の神経伝達物質を介して行われる情報交換がエラーを起こし、さまざまな慢性疲労の症状が現れます。そうなると、肉体的な疲労とは異なり脳が疲れていってしまうので、いくら休息しても回復が追いつかない状態になることも。

「電車は、できることなら座りたい……」

「階段は息が上がるからエスカレーター」など、

体力を消耗しなくても〝なんとなく疲労感を感じてしまう人〟なら、栄養ドリンクを飲むだけでは一時的な回復しか期待できません。「すぐ疲れる人」の根本治療は「脳」から変えていく必要があるのです。

「セロトニン」を増やして、脱・疲労体質！

セロトニンとは、精神の安定や睡眠に深く関わっている神経伝達物質です。セロトニンが充足すれば、活性酸素を除去するメラトニンという物質が分泌されます。活性酸素は、筋肉や細胞の働きを低下させて疲労感を生み出すといわれているので、疲労回復につながっていくのです。

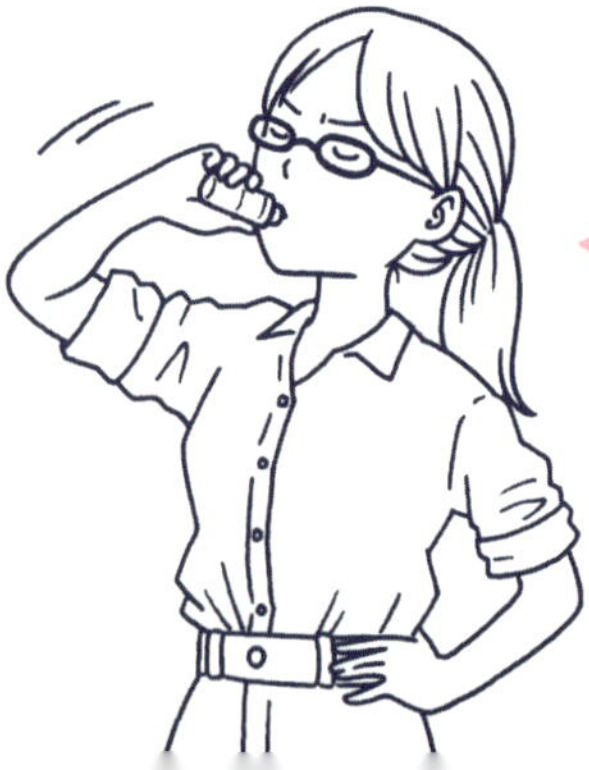

栄養ドリンクを飲む

↓

含まれる「ブドウ糖」によって
血糖値が急上昇！ 一時的に元気になる

↓

急激な血糖値の上昇により、
今度は低血糖に。強い疲労感が生じる

自律神経を整えれば、心も体もラクになる

また、自律神経についても理解しておきましょう。私たちの呼吸や心拍、発汗、体温をコントロールしているのが「脳」の自律神経なのですが、この自律神経を酷使すると疲労が生じます。自律神経には交感神経と副交感神経があって、運動や頭を使う作業をすると交感神経が優位になり、自律神経に負担がかかる――つまり疲れてしまうのです。

疲労回復、疲れ防止には、この自律神経への負担を減らすことが大切。せわしない毎日で交感神経ばかり刺激されがちですが、リラックスを司る副交感神経への切り替えを意識すると、見違えるようにラクになります。

本書では、セロトニンを増やす食事はもちろん、自律神経の整え方、血流、ドーパミンなどの神経伝達物質といった観点から、疲労を回復させる習慣をたっぷりご紹介しています。いずれもすぐに実践できる簡単なものばかりですので、ぜひ参考にしていただけると幸いです。

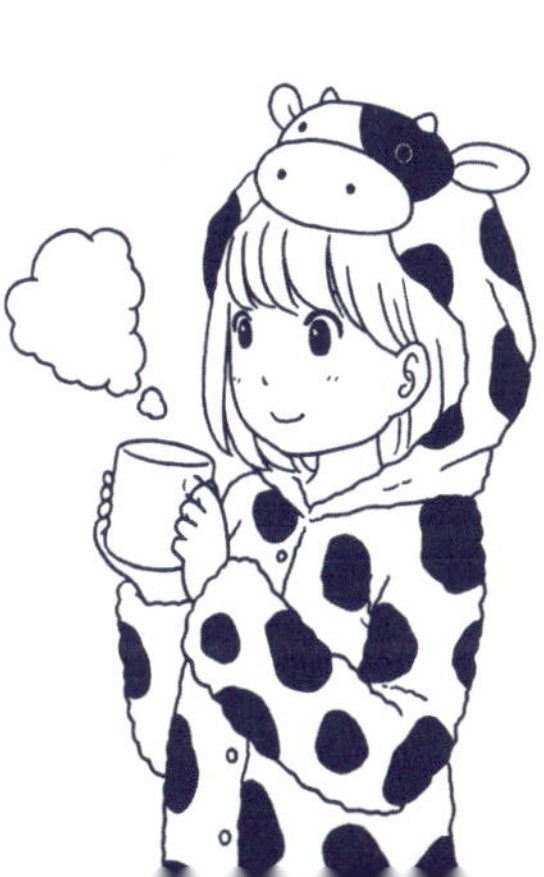

セロトニンが増える食材を食べる

↓

メラトニンが生成される

↓

活性酸素を除去。疲労回復！

PART 1 疲れない眠り方

PART 2 疲れない食べ方

PART 3 疲れない生活習慣

PART 4 疲れない働き方

PART 5 疲れないストレスケア

PART 1

疲れない眠り方

なかなか眠れない＆
しっかり眠っても疲れが取れないあなたを
ぐっすり眠り姫に変える最高の眠り方

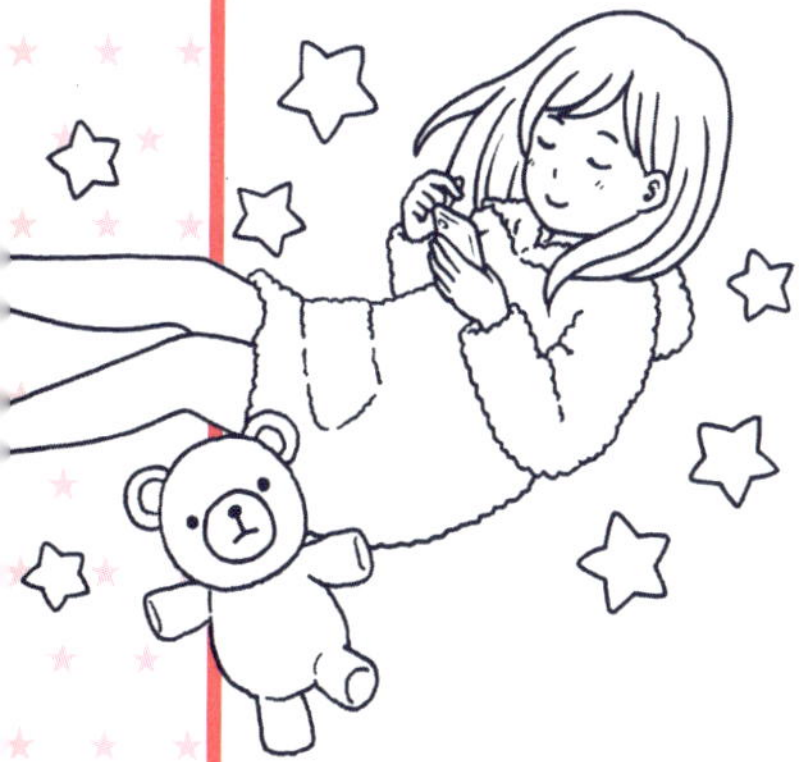

休日の寝だめ禁止！

毎朝同じ時間に起きる。睡眠疲労を感じない第一歩

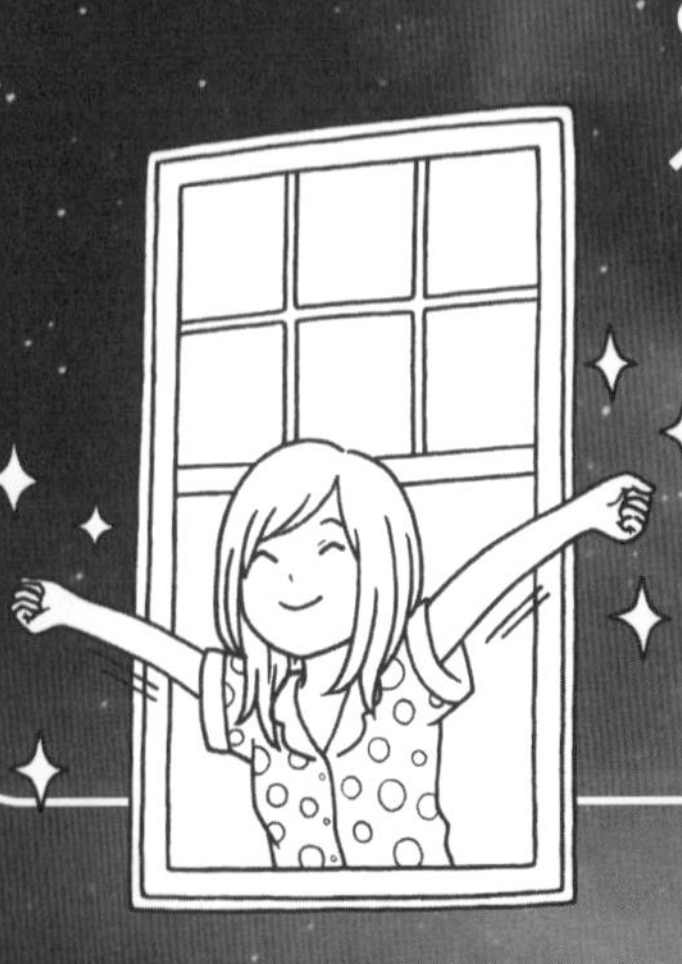

なぜ？1

光で体内時計のズレが整う

私たちが普段、昼に活動し、夜に眠るという行動をするのは、体のなかに〝時計遺伝子〟と呼ばれる体内時計が備わっているため。別名、サーカディアンリズムともいわれるこの体内時計は、1日が24・5時間に設定されています。**そのため、地球の自転周期である24時間に対して毎日30分間のズレが生じているのです。**これを調節してくれるのが太陽の光。毎日、私たちが規則正しく行動できるのは脳が太陽の光を感知して、ズレをリセットしてくれているからなのです。

なぜ？2

朝日を浴びればうつにならない！

もし体内時計のズレを修正できない日が続くと、睡眠障害はもちろん、肥満やうつ病、糖尿病、さらには免疫不全やアレルギー疾患、ガンまでも引き起こす可能性があるといわれています。ですから毎朝、起きる時間を決めて必ず日光を浴びる習慣をつけましょう。

寝る時間を決めている人もいますが、起きる時間がバラバラだと体内時計をうまく修正できません。休日でも寝だめはできるだけせず、毎朝同じ時間に朝日を浴びて、健康的な1日を過ごしましょう！

すぐ疲れる人に贈る心の栄養ドリンク♪

カーテンを開ける。忘れがちだけど、大切な習慣

「朝の一杯の牛乳」で、快眠の質を上げる

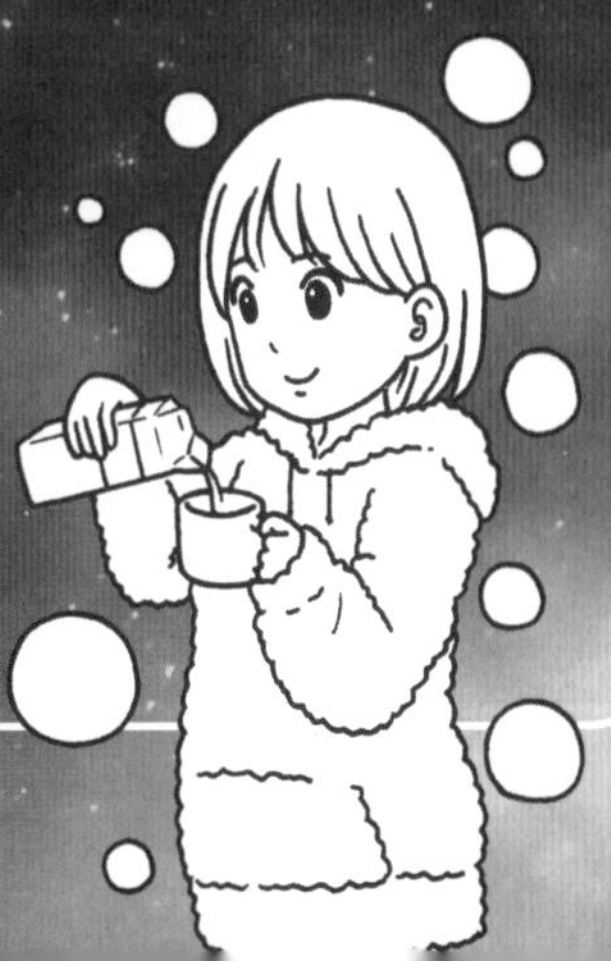

なぜ？ 1
睡眠ホルモン「メラトニン」のスゴい効果

「寝る前にホットミルクを飲むとよく眠れる」（P53参照）という話は有名ですが、じつは朝こそ牛乳を飲んでおくべき！　これは睡眠ホルモン「メラトニン」のもととなるトリプトファン（アミノ酸の一種）が牛乳に含まれているためです。

なぜ朝に飲むのかといえば、**トリプトファンは14～16時間かけて、セロトニン（神経伝達物質）からメラトニンへと変換されるから**。朝に飲んでおくと寝るまでにちょうどメラトニンに変換されて、質のよい睡眠に導いてくれるのです。

なぜ？ 2
朝の納豆やバナナもおすすめ♪

このメラトニンのもととなるトリプトファンは、牛乳以外にもさまざまな食材に含まれています。たとえば、魚や肉、大豆食品、卵、ナッツ、バナナなどタンパク質を多く含む食材です。これらを朝に食べておくことで、牛乳と同様、夜までにメラトニンの生成を助けてくれます。

とくに朝の納豆は、手軽さや栄養の面でもおすすめ（納豆を使った「最強の朝食」をP69で紹介しています）。**タンパク質不足は睡眠に悪影響を及ぼすので、日頃からしっかり食べるようにしましょう。**

すぐ疲れる人に贈る心の栄養ドリンク♪

朝のタンパク質が夜の熟睡を運んできます

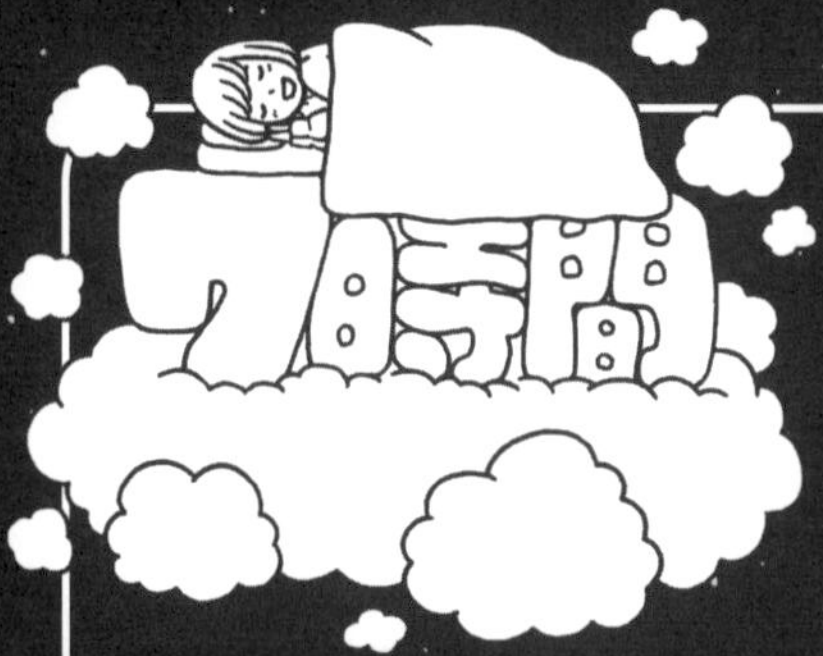

「寝たのに疲れが抜けない」人は、7時間睡眠が効く

なぜ？ 1

睡眠不足が肥満の原因に!?

みなさん！　睡眠不足がじつは肥満の原因になっているかもしれないことをご存じでしょうか？　**睡眠が不足するとレプチンと呼ばれる食欲を抑える飽食《ほうしょく》ホルモンが減少し、食欲が増進してしまうのです。**その ため7時間前後の睡眠が必要といわれています。年齢や季節によって、最適に感じる時間に個人差が生じますが、それでも6時間は必須《マスト》。しかも睡眠不足は生活習慣病やうつ病の原因にもなるので要注意。また、8時間以上の睡眠は寿命を縮める原因という説もあり、寝すぎるのも禁物です。

なぜ？ 2

細切れ睡眠でも大丈夫！

とはいえ、どうしても十分な睡眠が取れない日もありますよね。そういう場合は、**細切れでも「トータルで7時間」眠ることができれば、十分に健康でいられるのです。**

そもそも人間の社会では夜にまとめて眠る「単相性睡眠」が常識になっていますが、自然界で暮らす野生動物は、1日のうち複数回に分けて眠る「多相性睡眠」が当たり前。ですから私たち人間も分割睡眠でも大丈夫なのです。大切なのは睡眠の質。日中20分でも仮眠を取れれば脳や体の疲労回復につながります。

すぐ疲れる人に贈る心の栄養ドリンク♪

その日の疲労は、その日のうちにリセット

眠り方 4

お疲れ女子の救世主。夕食にあと1品なら、キムチが正解！

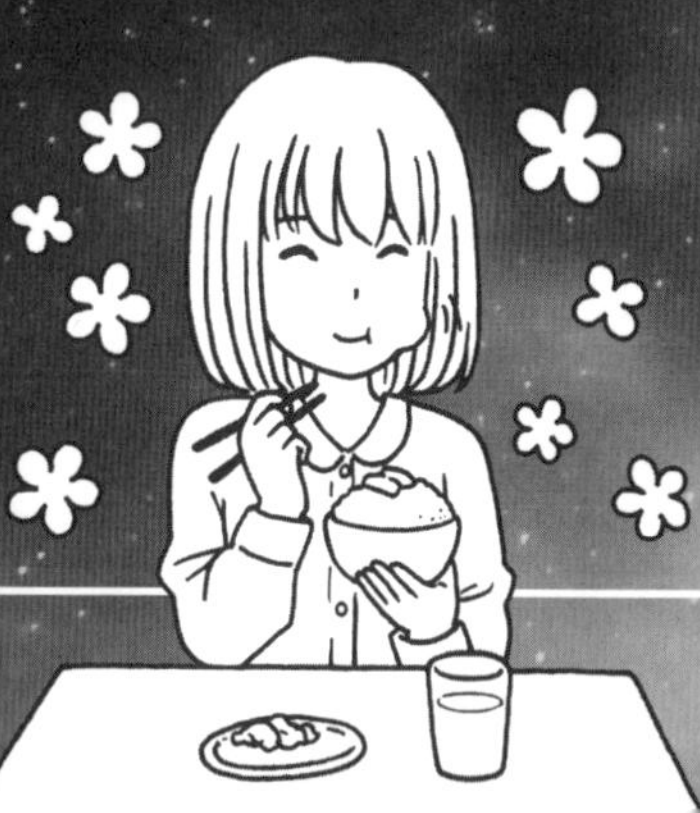

なぜ？ 1

疲れとストレスに効くGABA

ここ数年、注目を集めているGABA（ギャバ）。副交感神経を優位にする脳内伝達物質で、**興奮抑制や疲労回復、ストレス緩和、さらには睡眠の質をアップさせる働きがあり、まさにストレス社会を生きる現代人には欠かせない存在です**。サプリや添加食品などからも気軽に摂取できますが、おすすめは発酵食品のキムチ。キムチにはGABAを生成してくれる乳酸菌が1gあたり億単位も含まれていて、食べるだけで効率よくGABAを生み出すことができるのです。

なぜ？ 2

カプサイシンですやすや眠れる

さらに、キムチの材料のひとつである**唐辛子には、入眠を助けるカプサイシンが豊富に含まれています**。カプサイシンには、体温を上げた後、発汗を促して体温を下げる作用があり、入眠時に手足の先から深部体温（体の内部の温度）を放出する現象を促して、スムーズな入眠の手助けをしてくれるのです。深部体温は徐々に下がっていくので、就寝の2～3時間前にキムチを食べるとよいでしょう。ただし、摂りすぎると辛味で自律神経が興奮する可能性もあるので、適量を心がけて。

すぐ疲れる人に贈る心の栄養ドリンク♪

イライラした日はキムチ鍋

眠り方

5

寝る前スマホは
ブルーライトオフで、
瞳も心も安らいで。

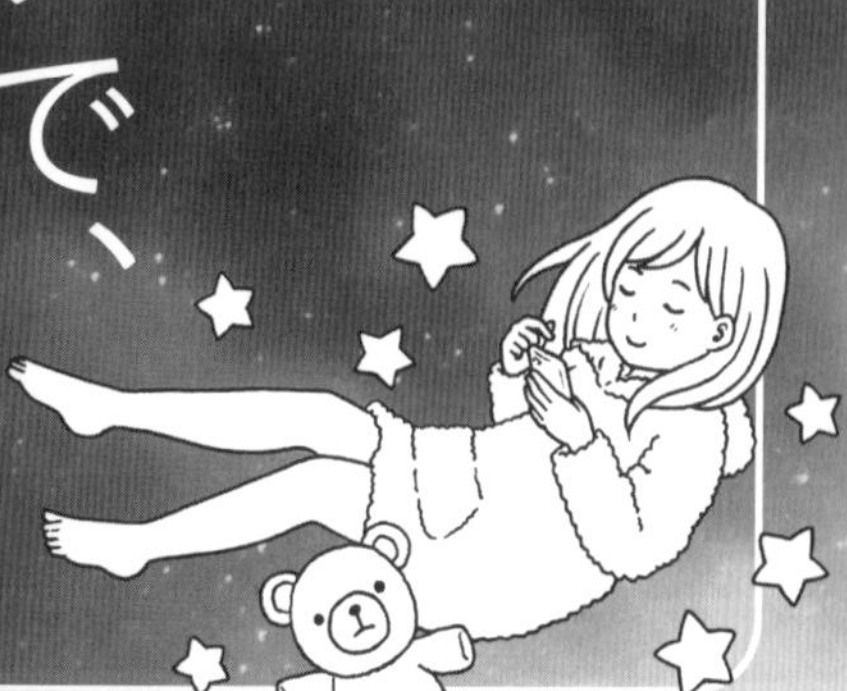

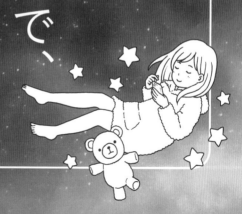

なぜ？ 1

不眠のもとは、あのブルーライト

スマートフォンやパソコンは、今や現代人に欠かせないアイテム。ですが、これらのモニターが発するブルーライトの強い光は、睡眠にさまざまな悪影響をもたらします。夜になると人の脳内では徐々に睡眠ホルモンのメラトニンが分泌され、眠気を感じるようになっていますが、**夜にブルーライトなどの強い光を見ると、脳が昼と勘違いしてメラトニンの分泌をストップさせてしまいます**。ブルーライトの光の波長は短く散乱しやすいため、眼精疲労蓄積の原因にもなります。

なぜ？ 2

夜10時以降はスマホを遠ざけよ！

メラトニンの分泌は夜10時から睡眠中も深夜2～3時頃まで続き、深い眠りを持続させます。ですから夜10時を過ぎたらなるべくスマホを見ないようにしましょう。

とはいえ、なかなかそうもいかないという人は、スマホの画面の色を暖色系に変える設定を活用してみてください。目に優しい暖かい色味の光であれば、脳への刺激が減るので睡眠への害も緩和されます。光の強さを調整するのも忘れずに。それでも刺激はあるので、見る回数はなるべく減らすようにしましょう。

すぐ疲れる人に贈る心の栄養ドリンク♪

iPhoneなら「Night Shift」という設定がありますよ

夜10時から魔の時間。やせたい人は30分早くベッドイン

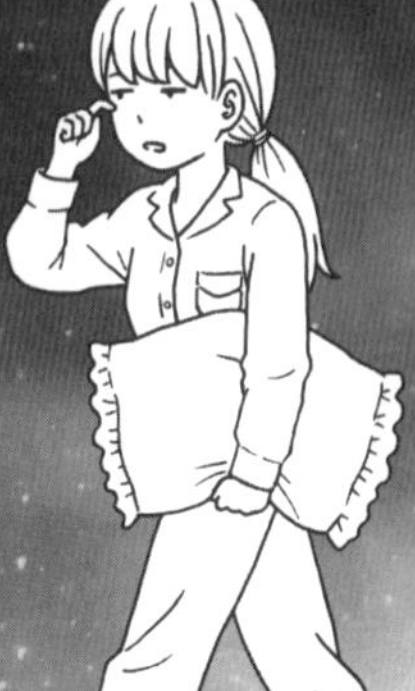

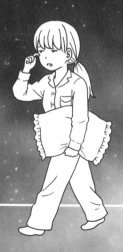

なぜ？①

なにか食べたくなるあの危険な時間

夕飯をしっかり食べたのに、夜10時を過ぎるとなぜか小腹が減ってきて、つい冷蔵庫をのぞいてしまうことってありますよね。ダイエット中の女性にとって余分なカロリー摂取は避けたい行為ですが、それ以上に、夜遅い時間の間食は肥満の原因になってしまいます。

これは、夜10時から深夜2時までの時間帯にもっとも食べ物の吸効効率がアップするため。胃や腸に食べ物が残っていると、睡眠の質を下げる原因にもなるので、深夜の間食は絶対にやめておきましょう。

なぜ？②

早く寝ることで不安やモヤモヤを解消！

夜に小腹が減るのは人間の本能的な記憶が原因といわれています。大昔、人間がまだ自然のなかで暮らしていた時代、天敵に襲われる可能性のある夜に、危険や不安を感じていた記憶が残っているため。

それゆえ、今でも夜になると脳が本能的にストレスを感じて、副交感神経を優位にしてリラックスするために〝食べる〟という行為を欲してしまうのです。この深夜の危険な間食を防ぐには、夜ふかしをしないことがベスト。夜10時を過ぎたらできるだけ早く眠りにつくようにしましょう。

すぐ疲れる人に贈る心の栄養ドリンク♪

ダイエットの第一歩も30分早く寝ること

体内時計をうまく使おう BMAL1で快眠&ダイエット

私たちの日中の活動や睡眠のタイミングをコントロールしている時計遺伝子は、「BMAL1（通称ビーマルワン）」という脂肪細胞の分化を促すタンパク質を作る働きも持っています。

BMAL1は時間帯で増減し、ピークを迎える深夜2時に向けて徐々に増えていきます。

ゆえに夜10時から朝方までは、同じカロリー量を食べても吸収効率が上がって太りやすくなってしまうのです。これを考えると、やはり夕食は夜の9時までにすませておくべきですね。このBMAL1の仕組みについて知っておくだけで効率的なダイエットができますよ。

夜に食べると脂肪がたまる！

BMAL1の1日の変動

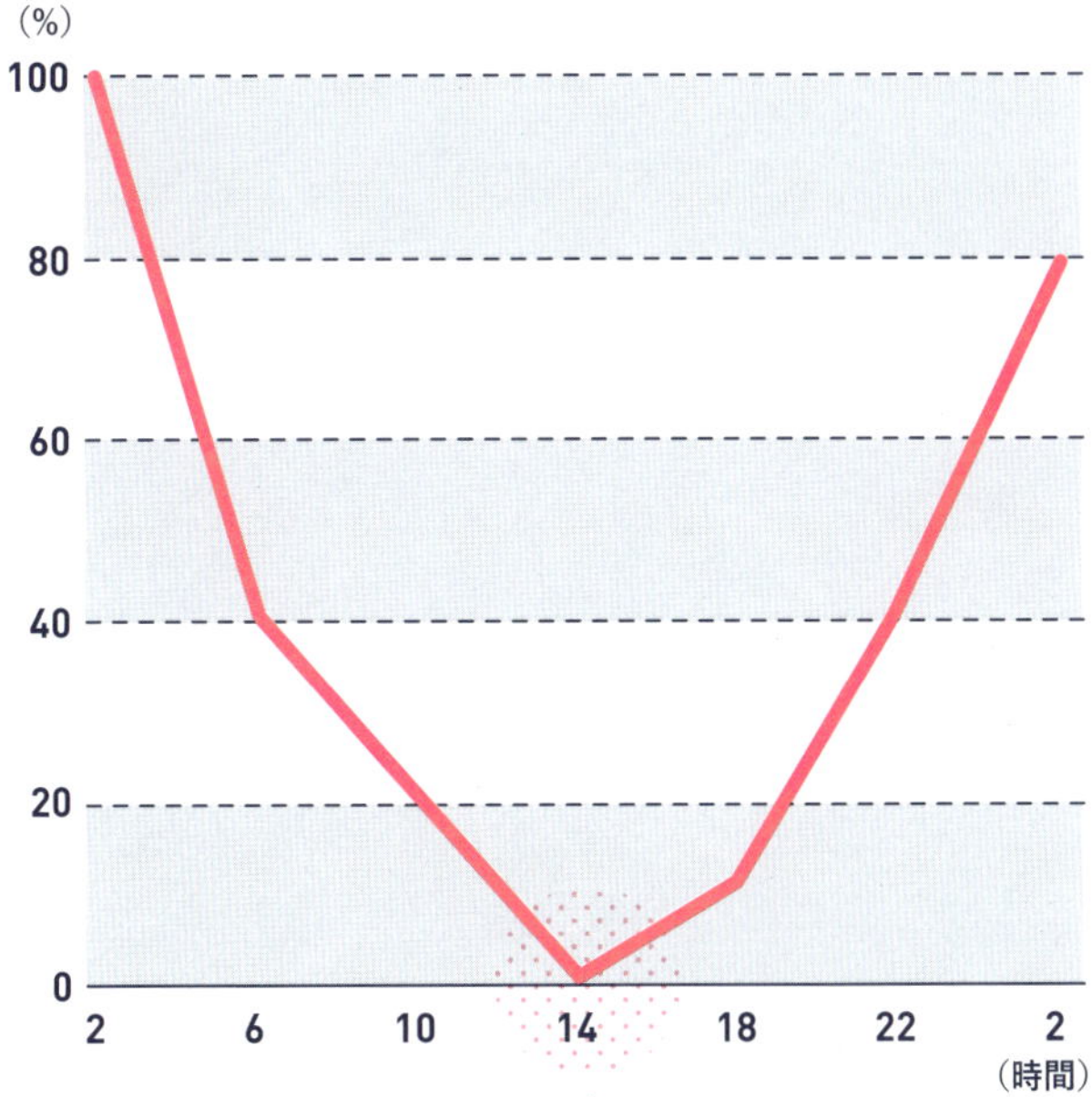

食べてOKタイム

ビーマルワンがもっとも少なくなるのは午後2時前後。もし甘いものを食べるなら、もっとも吸収効率の悪い午後2～4時の時間帯がベストです。この時間に間食しておくと夕食のときのドカ食いを防ぐ効果もあります。

眠り方 7

エアコンは使ってよし。スイッチ1つで快適ベッドタイム

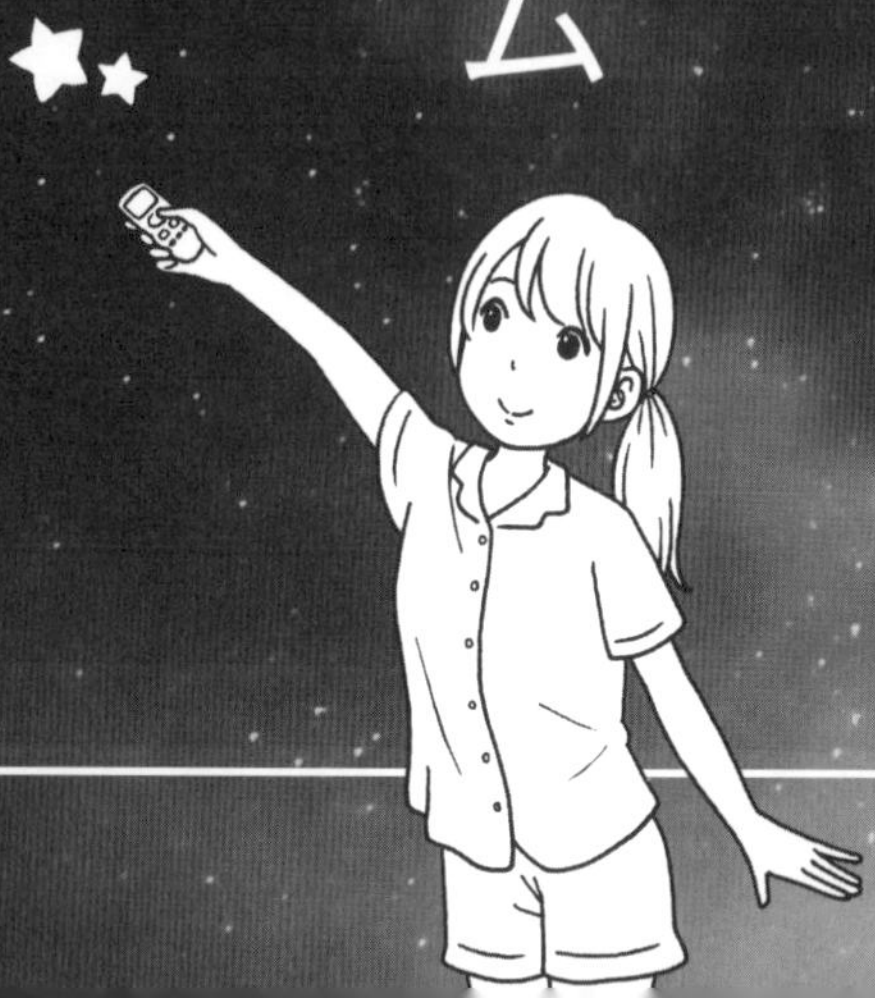

なぜ？1

寝室のエアコンはつけっぱなしでOK

疲労回復や美容のためには、睡眠の質を高めることが重要です。そのためには寝室の環境を整えることが必須条件！　なかでも室温は睡眠の質を大きく左右します。「エアコンのつけっぱなしが体に悪い」という誤解はいまだにありますが、真実はその逆。**エアコンをつけずに夏の極端な暑さや冬の寒さのなかで寝ると体に負担がかかり、自律神経も休まらないため十分な疲労回復ができなくなるのです**。エアコンはつけっぱなしにして、朝まで快適な温度を保つようにしましょう。

なぜ？2

冬20度、夏25度が適温

冬は室温を20度前後にキープするとよいでしょう。**居間と寝室で室温差があると、自律神経に負担がかかるため、すべての部屋を同じ室温にしておくのが理想的**。夏は猛暑で熱中症を引き起こすケースもあるので、室温の調整は必須。汗をかかない程度が最適ですが、冷えすぎもよくないので目安は25度前後がよいでしょう。

また、部屋の湿度を一定にしておくこともポイント。とくに冬は、エアコンで空気が乾燥しやすいので、肌や喉のためにも加湿をしっかり行ってください。

すぐ疲れる人に贈る心の栄養ドリンク♪

ガマンは美徳じゃない。自分を甘やかして

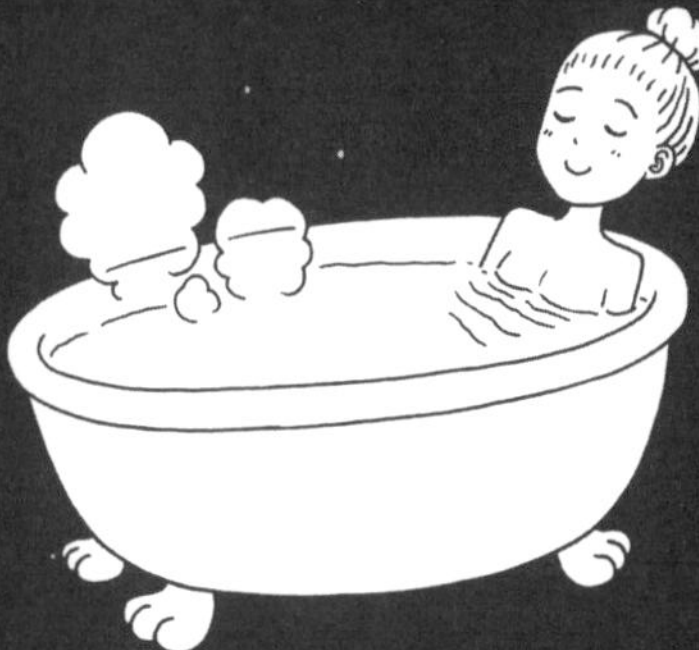

バスタイムは
寝る1時間前&
ぬるめ10分
がお約束

①なぜ？ 体温の上下が安眠を促します

人は眠りにつく際、深部体温を徐々に下げて代謝を抑え、眠る準備を進めます。このとき、手足の皮膚の血管を開いて体の熱を放出させています。眠くなると手足の先が熱くなるのはこのため。

そして、**深部体温の下がり幅が大きいほど、脳の温度も下がって眠りに入りやすくなります**。そこで入浴により深部体温をいったん上げておくと、下がり幅も大きくなり入眠がスムーズになります。入浴のタイミングは寝る1時間前が理想的。お湯の温度はぬるめで10分程度がベストです。

②なぜ？ 熱い湯も長湯もＮＧ！ 38度前後が最適

お湯の温度は、刺激が少ない「ぬるめ」に感じる程度が目安ですが、おおよそ体温に近い38度前後がおすすめです。**お湯の温度が熱すぎると交感神経が活発になって、脳が覚醒してしまう可能性があるので注意しましょう**。

美容のために長風呂をするという人も多いと思いますが、これも体温が上がりすぎるおそれがあるのでおすすめしません。お湯の温度の感じ方は、季節によっても変化するので、自分の肌感覚を頼りに微調整を行ってくださいね。

すぐ疲れる人に贈る心の栄養ドリンク♪

お湯は肩までつかるより胸までが◎

眠り方 9

脱・不眠！寝室は間接照明でムーディに♪

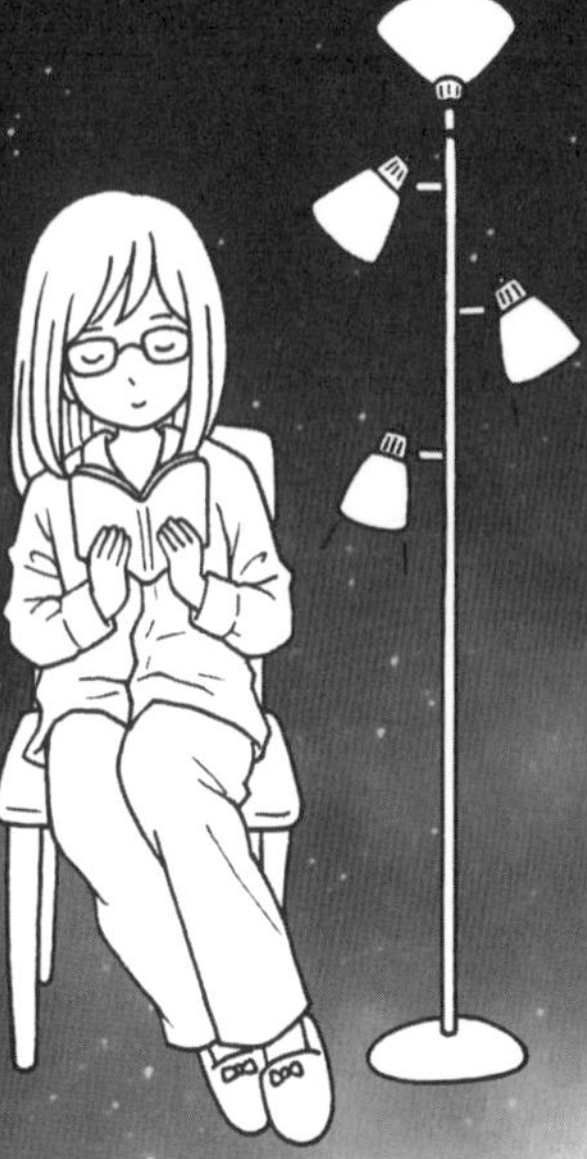

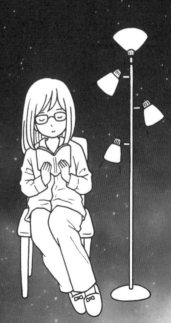

なぜ？① 月明かりみたいな暖色光に包まれて

寝室の環境を整える際、もう一つ重要になるのが光の調節です。**脳は、日中強い光を浴びて覚醒し、夜暗くなってくると眠くなるという性質を持っています。**

夜に照明やスマホなどの強い光を見ると、脳内でメラトニンの分泌がストップし、覚醒を促してしまうため注意が必要。寝る2時間前には部屋の蛍光灯を消してリラックス効果のある暖色系のダウンライトに切り替えるようにしましょう。

睡眠中はダウンライトも消して、真っ暗な状態で寝ることをおすすめします。

なぜ？② ライトは足元に置くのがベスト

白熱系照明の暖色光は、副交感神経を優位にして脳をリラックスさせてくれますが、**直接光源が目に入ると脳が覚醒するおそれがあります。**間接照明は、横になった際、光源が見えない場所に置くのがベスト。できれば、ベッドより低い足元などに設置しましょう。

また、白熱電球がシェードで覆われているものや照明の明るさを調整できるタイプのライトが理想的。心地よく感じる明るさに調整して、脳や体をリラックスさせれば、スムーズに寝つけるようになります！

すぐ疲れる人に贈る心の栄養ドリンク♪

夜中に目が覚めてしまう人も、こんな小さな習慣で変われる

眠り方 10

カフェインレスで安心！究極のおやすみドリンク〝水出し緑茶〟

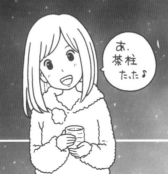

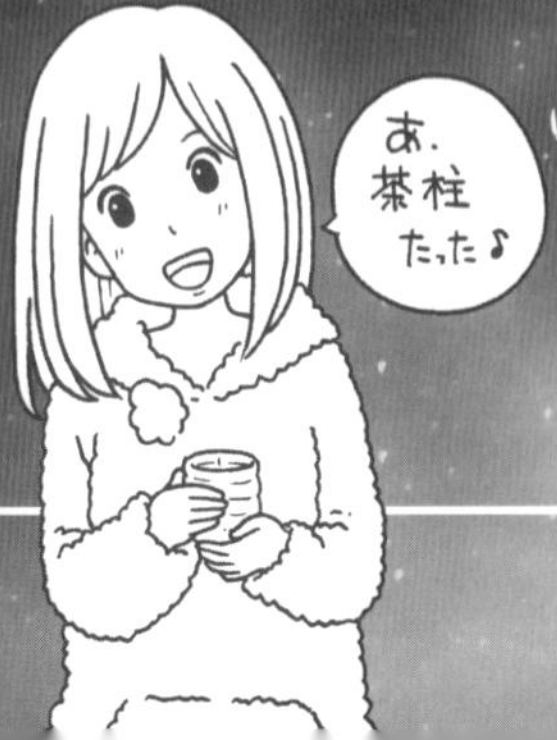

なぜ？1 旨味成分テアニンが不眠解消にも効く

覚醒作用のあるカフェインを摂りすぎると、不眠の原因になることは既によく知られた事実。緑茶にもカフェインが含まれているのに、なぜ入眠ドリンク？ と、疑問に思った方も多いでしょう。じつは、緑茶を水出しするとカフェインが抽出されないのです。ゆえに水出し緑茶は、妊婦さんにもすすめられているほど。

加えて、**緑茶にはカフェインの興奮作用を抑制する旨味成分テアニンも含まれており、不眠解消にも最適。**氷で急冷すると旨味が出やすいので試してみてください。

なぜ？2 α波で脳もリラックス

旨味成分であるテアニン（アミノ酸の一種）は、脳内で興奮作用を抑えるグルタミン酸にとてもよく似た構造をしています。このため、寝る前に水出し緑茶を飲むことで、日中にカフェインを摂りすぎた際にもテアニンが脳の覚醒状態を鎮めて相殺してくれるのです。

また、**テアニンを摂取すると脳にリラックス効果をもたらすα《アルファ》波が出現するため、疲労回復に最適。脂肪燃焼効果も期待できます。**自然の食材を利用した、体に優しい入眠&美容ドリンクです。

すぐ疲れる人に贈る心の栄養ドリンク♪

飲むだけで美しくなれるテアニンパワー

シルク
パジャマには
清水買いする
価値がある！

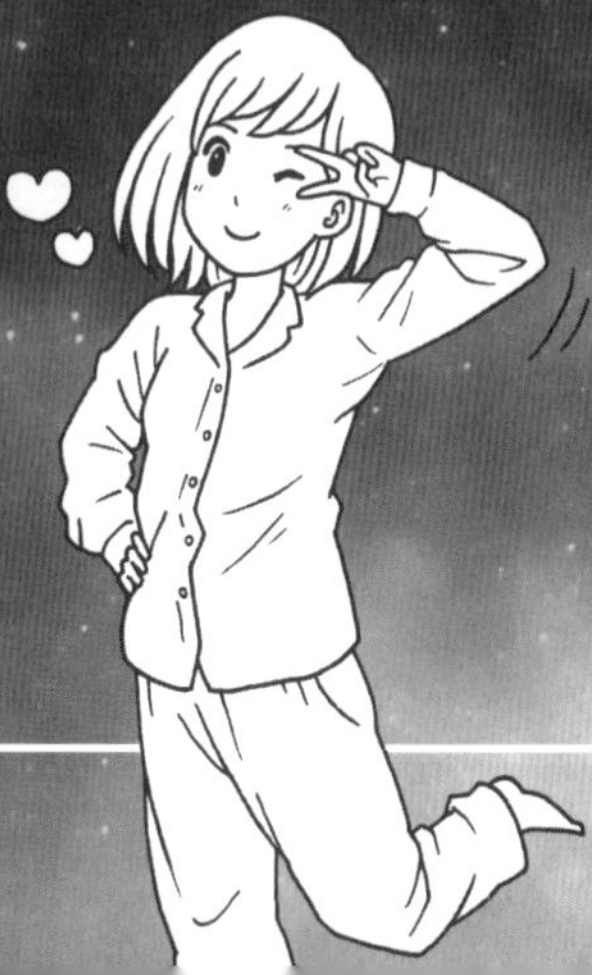

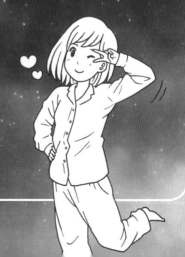

なぜ？1

部屋着のまま寝るのはNG

みなさんは、部屋着と寝間着（パジャマ）を分けていますか？「何が違うの？」と思う人もいるかもしれませんね。部屋着は家で起きている際にリラックスするためのもので、寝間着は睡眠時に着用するもの。

とくに寝間着は睡眠の質を大きく左右するため、眠りを妨げないデザインが大切です。**理想は、体を締めつけたり圧迫したりしないデザインのもの。ウエストや手首にきついゴムやフードのないものがいいですね。**自分が快適に感じる着心地のものを選びましょう。

なぜ？2

夏涼しく、冬温かい至高のシルクパジャマ

季節によっても差がありますが、人は睡眠時におよそ1リットル前後もの寝汗をかくといわれています。ナイロン製など通気性の悪い衣服は、寝床内気候（敷き布団と掛け布団の間の温度や湿度）を不快にし、自律神経を乱して睡眠の質を下げてしまうので避けたほうがよいでしょう。

おすすめは、万能のシルク素材。吸湿性に優れ、放湿速度も速いので寝汗対策に最適です。さらに保温性も高いため、夏は涼しく、冬は温かく体を保ってくれる究極の素材なのです。

すぐ疲れる人に贈る心の栄養ドリンク♪

もっともダメなのは、フード付きのもの

足が冷えて眠れない問題の最終回答

A.

足裏カイロからのレッグウォーマー

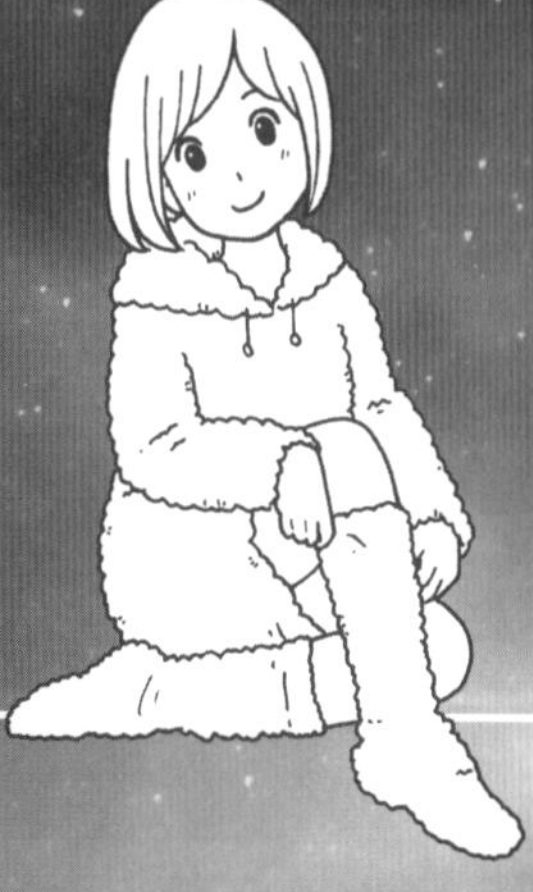

なぜ？ 1 眠るときの靴下はOK？NG？

冬になると入浴後でも手足が冷えて眠れない、という女性の話をよく聞きます。しかし靴下を履いて寝るという習慣は、睡眠に悪影響を及ぼす可能性がありNGです。**入眠時は手足から深部体温を放出して眠りに入るため、靴下を履くと熱がきちんと放出できず、深部体温がうまく下げられなくなるからです。**

そこで、おすすめなのがレッグウォーマー。足を温める一方、足先からの放熱に最適なデザインなので、入眠を妨げず、質の良い睡眠をサポートしてくれます。

なぜ？ 2 足首温めこそ、冷え解消の最短ルート

レッグウォーマーでは足先が冷えてしまうのでは？ と思うかもしれませんが、じつは足先よりも足首を温めることこそ、冷え解消の近道です。足首は筋肉や脂肪が少なく冷えやすい部分。ゆえに**足首をピンポイントで温めてあげることで通過する血液が温まり、足全体の冷えを解消できるのです。**

レッグウォーマーをつけて寝ると、深夜に目が覚める回数もぐっと減ることがわかっています。冬だけでなく夏も有効なので、年間を通してぜひ活用してみてください。

すぐ疲れる人に贈る心の栄養ドリンク♪

疲れや肥満の原因になる冷えは女性の大敵です

12

カイロ1枚で全身を一発で温めるのはどこか選手権

冬に大活躍するカイロ。コートのポケットに入れて手を温めたり、貼るタイプで背中やおなかを温めたりと、寒い日には欠かせないアイテムですよね。

じつは貼るだけで効率よく全身を温めてくれる場所があることをご存じでしょうか。

なかでもカイロが効率的に効く場所は、足ウラ！　外出前、靴に小さな貼るカイロをインしておけば、冷え対策の心強い味方になってくれます。

さらに、首すじや腰、おなかに貼っても温め効果は抜群！　ぜひ、試してみてくださいね。

みんな冷えてる、悩んでる

RANKING

1位 足ウラ

足は歩くたびに、下半身をめぐる血液をポンプのように全身へ押し出しています。そのため、足ウラを温めると、そこを通過した血液も温まって全身の体温をアップさせてくれるのです。

2位 首すじ

首すじには太く重要な血管が通っているため、温めると効果てきめん。体も効率よく温めることができます。

3位 腰

体の中心にある腰を温めると、内臓も温まって一気に体もぽかぽかに！

4位 おなか

内臓を温めると代謝が高まるので、体温アップに加え、ダイエット効果も。

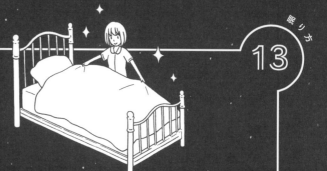

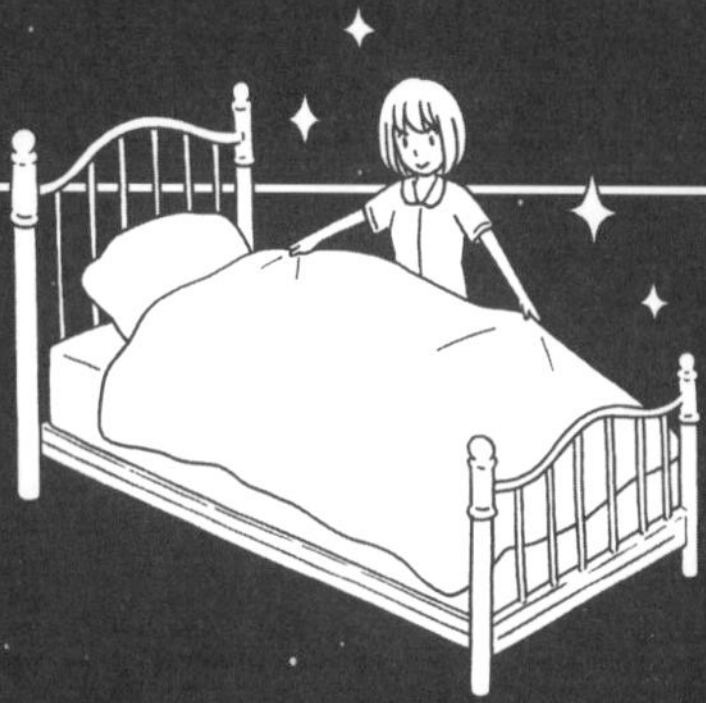

めざすは五つ星ホテル！寝室は〝ベージュ系〟インテリアに限る

なぜ？ 1

寝室で赤や黒はタブー

みなさん、寝室のインテリアは何色を基調にしていますか？　もしも赤や黄をはじめとした暖色系や黒を使用している人は要注意です。**これらの色は脳に刺激を与えて交感神経を優位にするため、入眠を妨げるおそれがあるのです**。とくにカーテンや布団カバーなど面積の広いアイテムへの使用はNG。

気分が落ち込んでいるときなどは、暖色系を見ると元気になる作用があるので、赤やオレンジ系のインテリアは朝、目につきやすい場所に置くとよいでしょう。

なぜ？ 2

心が落ち着く色味をチョイス

寝室のインテリアカラーは、ナチュラルなベージュ系が最適。一流ホテルの客室を思い浮かべてもらえれば、イメージがつかみやすいかもしれません。**淡く優しい色合いのベージュは、副交感神経を優位にして入眠をスムーズにしてくれます**。また淡い青色や緑色などの寒色系もリラックス効果が高いのでおすすめ。

そのなかでも気分が落ち着く色や好きな色を選んで、インテリアに取り入れてみてください。面積の大きなアイテムを一つ変えるだけで十分効果が得られるはず！

すぐ疲れる人に贈る心の栄養ドリンク♪

一番上にかけるカバーだけ変えればOK！

眠り方 14

もうみんなやってる？
My入眠儀式で、
今夜から眠り姫

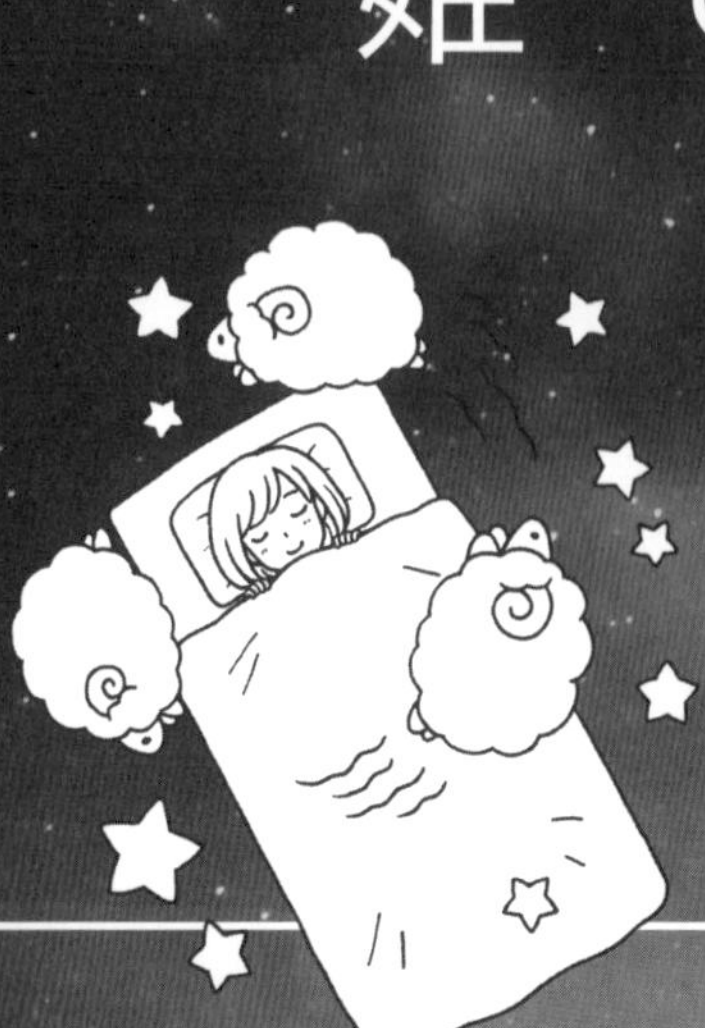

なぜ？1 単調な作業が眠りを誘う

事務的な作業や高速道路での運転、退屈な読書などは、なぜか決まって眠気を催すもの。こうした**単調な行動は、脳にα波を出現させて副交感神経を優位にするため、眠りを誘うことがわかっています**。この効果は科学的にも証明されており、入眠のスイッチ＝入眠儀式としても活用することができます。目をつむって数を数える、5ページずつ本を読むなど、お気に入りの行動を見つけて毎日の寝る前の習慣にすると、さらにリラックスでき、入眠効果がアップします。

なぜ？2 オリジナルの儀式を作ろう

入眠儀式で大切なのは、オリジナルの習慣を見つけること。そこで、まずは寝る際に自分が落ち着ける行動を探ってみるとよいでしょう。**苦手なことや、気に入らないことを無理に行うとストレスを感じて交感神経が優位になり、逆効果になるのでNGです**。

また、スマホやタブレットなど強い光を発する電子機器を見る習慣も、脳が覚醒してしまうので避けるようにしましょう。次ページでおすすめの入眠儀式を紹介するので、ぜひ参考にしてみてくださいね。

すぐ疲れる人に贈る心の栄養ドリンク♪

寝る前5分のルーティンが意外と大切

14

寝つけない人のための 必ず眠れる入眠儀式

「体が疲れているのに目が冴えて就寝時間になっても眠くならない」……そんなツライお悩みの救世主が入眠儀式です。

夜に目が冴えてしまう原因は、日中に高ぶった交感神経がなかなか落ち着かず、覚醒が続いているため。残念ながら自律神経は自分ではコントロールできないので、副交感神経を優位にするスイッチとして入眠儀式を活用しましょう。

子どもの頃、寝る前にベッドでお母さんに絵本を読んでもらっていたのも入眠儀式ですよね。とくに、ぼーっとしながらできるような単調な行動が効果的です。

ぐるぐる思考、ひとり反省会、全部やめ！

今日からできる入眠儀式♪

好きな香りのボディークリームを塗る

ボディークリームを使ったマッサージは、乾燥対策だけでなく、リラックス効果も抜群。副交感神経を優位にして入眠をスムーズにしてくれるでしょう。好きな香りのクリームをチョイスすれば、さらにリラックス効果がアップ！

なるべく難しい本を読む

入眠儀式で読書をするなら退屈に感じる本を選びましょう。好きな本だとつい集中して脳が覚醒するおそれがあるので逆効果。また、優しい雰囲気の写真集やイラストの多い本を見るのもリラックスできておすすめです。

リラックスできる音楽を聞く

ヒーリングミュージックや静かなクラシックなど、副交感神経が優位になるような音楽は入眠儀式にぴったりです。テンポの速い音楽は交感神経を優位にするので避けましょう。音量は大きすぎず、心地よい程度で聞くようにしてください。

寝る直前の歯みがきはNG！

眠る直前に歯みがきをするという人も多いと思いますが、じつはこれはNG！歯みがきの刺激で交感神経が優位になってしまい、逆になかなか寝つけなくなってしまうのです。ですから、歯みがきは就寝1時間以上前にすませてくださいね。

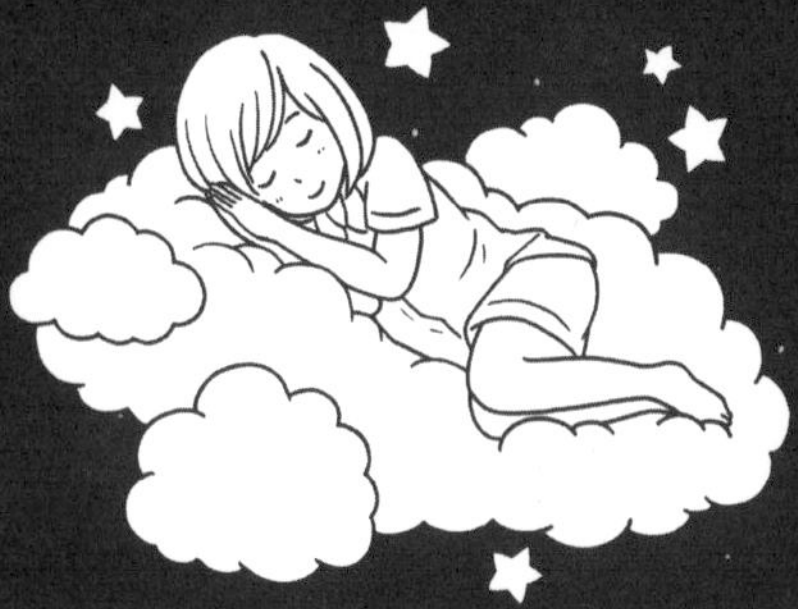

“右向き寝”で赤ちゃんみたいなスヤスヤを手に入れる

なぜ？1

いびきを防ぐ熟睡ポーズ

起きたときに「なんとなくだるい」、「熟睡した気がしない」と感じたら、睡眠中にいびきをかいている可能性があります。**いびきは熟睡を妨げるだけでなく、気道がふさがれて呼吸が止まる睡眠時無呼吸症候群をも引き起こす悪習慣なので、対策が必要です。**

いびき予防には、「右向きの姿勢で寝る」のがベスト。横を向くと気道が確保しやすくなり、いびきをかきにくくなります。睡眠時無呼吸状態の頻度も減らせるので、思い当たる人はぜひ実践してみてください。

なぜ？2

右向き寝で胃の消化力もアップ

なぜ右向きに寝るのがよいかというと、胃が体の右側に向かってカーブするように位置しているため。**胃のカーブに沿って体を横たえると、消化の流れを助けられるのです。**また、自律神経にかかる負担も軽減されるため、質のよい眠りをキープできるようになります。

寝ている間に寝返りをうつのは自然なことなので、途中で姿勢が変わるのは仕方ありませんが、入眠時には右向き寝を意識しておくようにしましょう。抱き枕などを活用すると、より気道を確保しやすくなります。

すぐ疲れる人に贈る心の栄養ドリンク♪

いびきを放置すると、老化どころか命の危険も！

ウソみたいだけど、本当に眠くなる。眠気を誘う、吹きもどし睡眠法

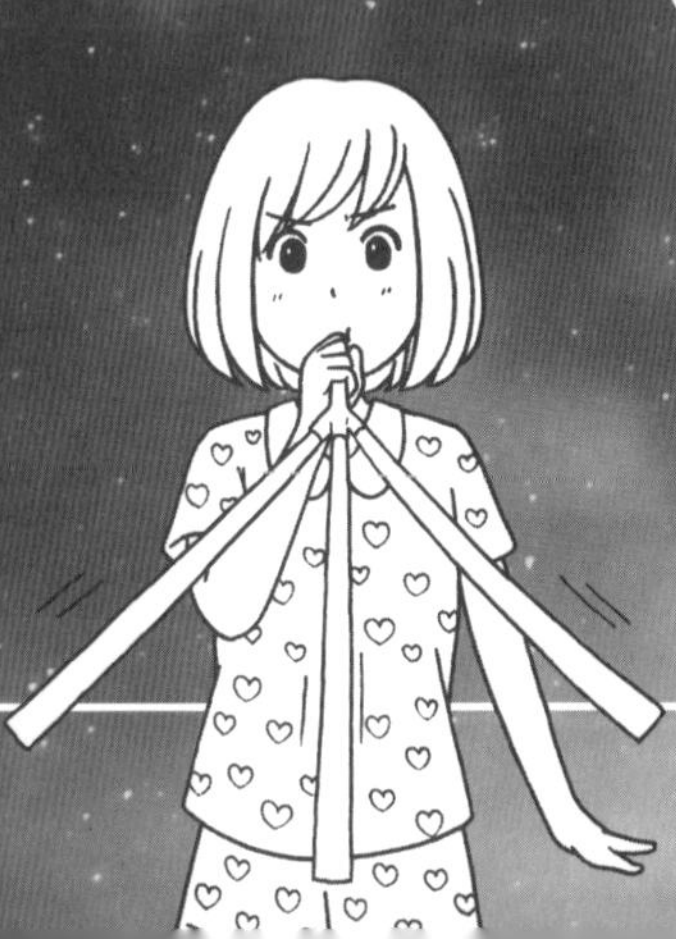

なぜ？①

吹きもどしで腹式呼吸がかんたんに！

不眠の患者さんにおすすめしているのが、「吹きもどし」。吹くだけで自然と腹式呼吸ができるので眠気を誘います。**腹式呼吸は肺の下にある横隔膜を上下させ、（横隔膜に密集している）自律神経を刺激するので副交感神経を優位にして入眠を助けてくれるのです**。寝る直前、ベッドに入った状態で行いましょう。吹きもどしは100円ショップなどで手に入れられますが、手元にない場合は、仰向けに寝ておなかに辞書などの重い本を載せ、本が上下するように呼吸してみるとよいでしょう。

なぜ？②

今日からできる4・7・8呼吸法

もう一つ、簡単に腹式呼吸ができる呼吸法をご紹介します。今話題の「4・7・8呼吸法」です。やり方はとても簡単。口を閉じて4秒かけて息をゆっくりと吸い込み、息を止めて7つ数えます。次に8秒かけて口からゆっくり息を吐ききります。寝る前にこれを3回繰り返すだけで自然と眠くなります。

腹式呼吸は血流をよくし、冷えやむくみ、便秘の解消にもなるので美容効果も抜群。日中に疲労を感じたときにも有効なので、覚えておくと便利です。

すぐ疲れる人に贈る心の栄養ドリンク♪

繊細さんは呼吸に集中して思考をOFF

眠り方 17

おなかがすいて眠れない人は、ハフハフ牛乳

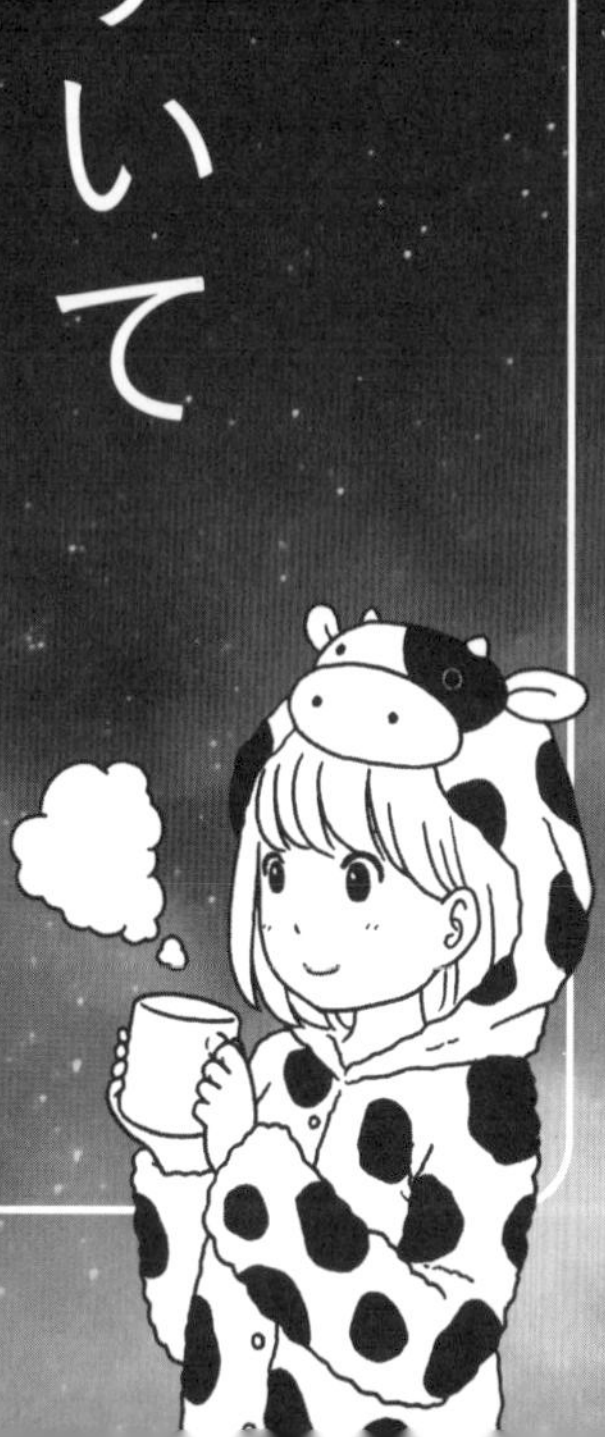

なぜ？ 1

不安を取りさるホットミルク

ストレスの多い現代女性は、過緊張状態と体の冷えで深部体温が放熱できず、うまく寝つけなかったり、睡眠中も体が緊張したままで疲れが取れなかったりする人が多くいます。

そこでホットミルクを飲んで手足の温度や体温を上げると、寝入りに必要な放熱がスムーズになり、入眠がラクになります。**おなかも温まるので副交感神経が優位になり、リラックス効果大。**ホットミルクの温度は、少し熱めでハフハフするぐらいがよいでしょう。

なぜ？ 2

40度くらいの白湯《さゆ》もおすすめ

スムーズに寝つくためには、ぬるめの白湯も効果があります。ホットミルク同様、体の内側から温めてくれるので、深部体温のアップに加え、副交感神経の切り替えに効果的です。

またホットミルクに比べてカロリーがないため、ダイエット中の人にもおすすめ。温度の目安は40度くらい。**沸騰したてのお湯だと熱すぎて交感神経が活発になり、覚醒してしまうおそれがある**ので、しっかりと冷まして、温度調整を行ってから飲むようにしてください。

すぐ疲れる人に贈る心の栄養ドリンク♪

寝る前の"ハフハフ"が快眠をもたらします！

ここで
ひと休み

明日のことは
明日考える。
今日は今日の苦労だけで
十分なんです。

疲れない食べ方

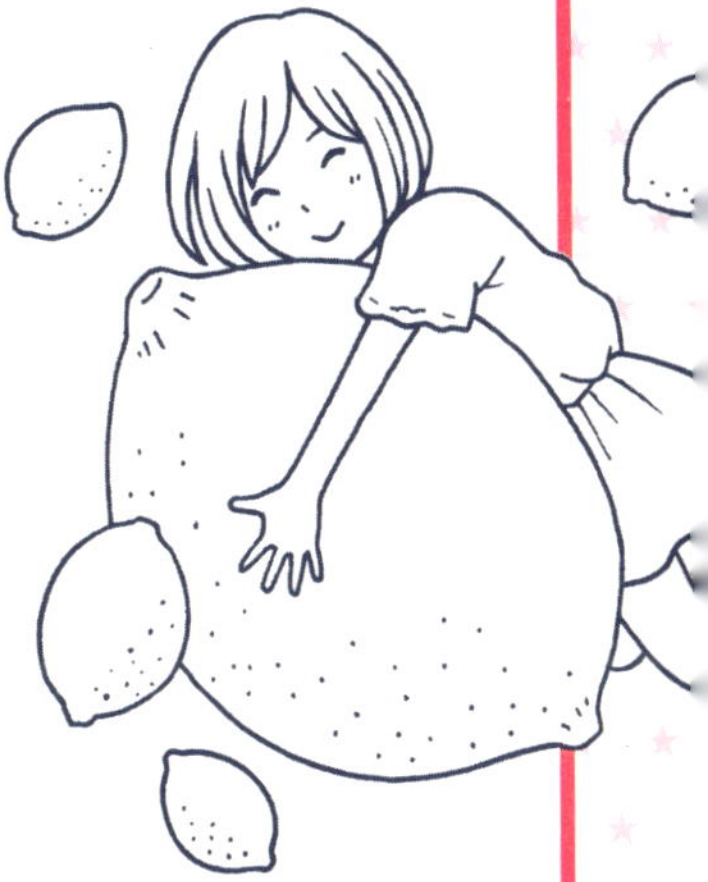

PART 2

なぜか毎日疲れている人、
体が重く感じる人、必見！
疲れがスッキリ取れて
キレイになれる食べ方、教えます

食べ方 1

スーパー食材〝鶏むね肉〟で毎日疲れ知らず

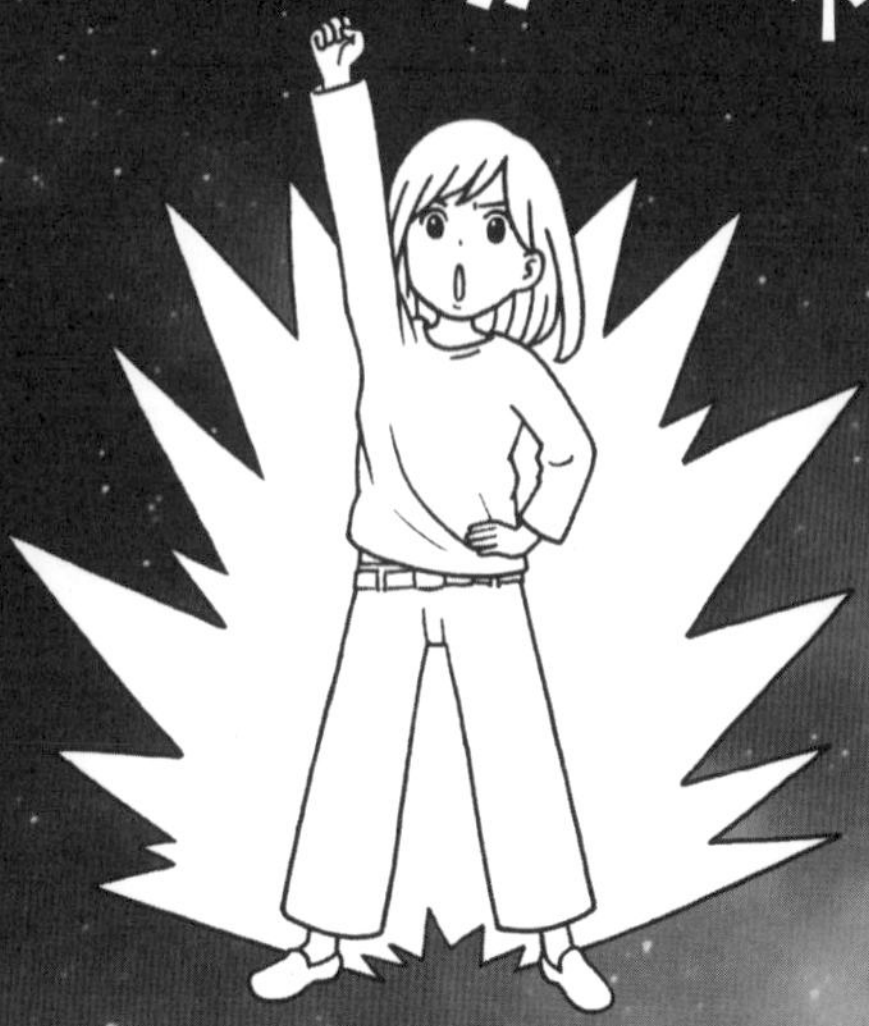

なぜ？ 1

最強成分 〝イミダペプチド〟

ヘルシーかつ栄養満点な食材として、いま注目を集めている鶏むね肉。脂質が少なく低カロリーなのに効率的にタンパク質を摂取できる優秀食材です。**さらに疲労回復効果や抗酸化作用（細胞の損傷や活性酸素を抑える）を持つ「イミダペプチド」が豊富に含まれていて**、忙しい女性の救世主になってくれます！　夕食に鶏むね肉100gを使った一皿をプラスすれば疲労回復が早まり、翌日に疲れを持ち越しません。毎日食べると徐々に疲れを感じにくくなるので習慣にしましょう。

なぜ？ 2

かんたん！ お手製サラダチキン

鶏むね肉が体にいいのはわかったけれど、パサパサになりやすいし、料理法がいまいちわからないという人も多いかもしれませんね。しっとり仕上げるには、火を通しすぎないことがポイント。**基本の調理法は、全体に片栗粉を軽くまぶして沸騰したお湯に入れ、すぐに火を止めてフタをし、余熱で20～30分火を通せばＯＫ**。そぎ切りするとより食べやすくなります。サラダに加えれば、栄養バランスと食べ応えがアップして、最強の一皿に！　作り置きして冷蔵庫の常備食にしておくと便利ですよ。

すぐ疲れる人に贈る心の栄養ドリンク♪

イミダペプチドは脳疲労の回復にも効果的です！

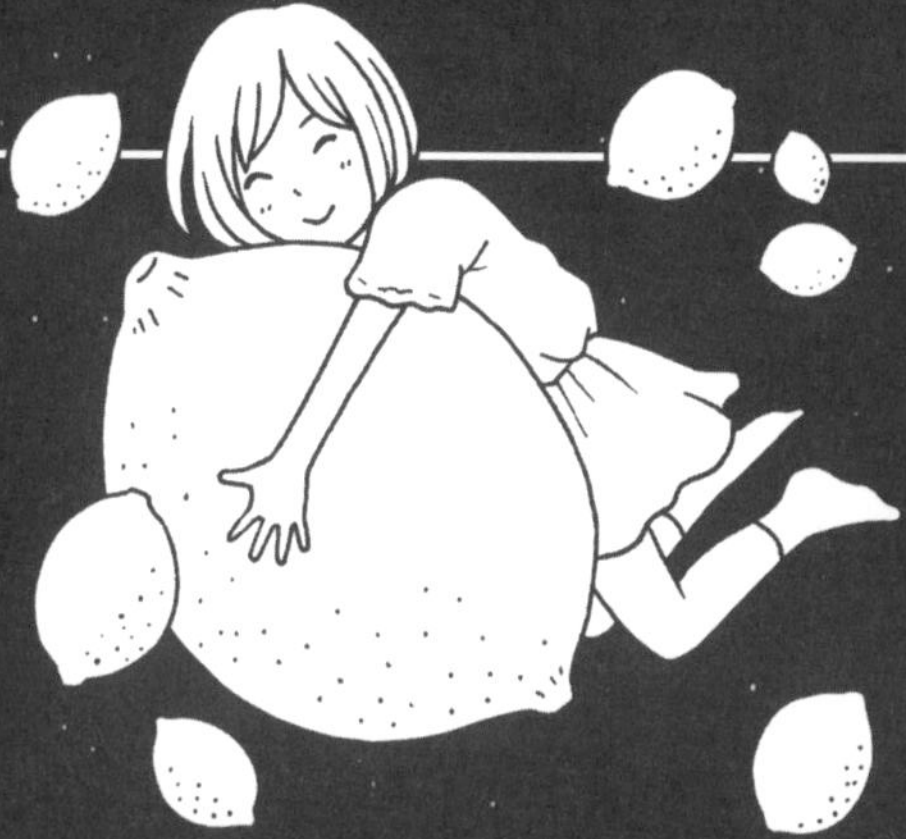

午後3時
以降は、
水から
“**レモン水**”に
切り替える

① なぜ？

鶏むね肉とクエン酸は最強コンビ！

鶏むね肉に含まれるイミダペプチドは、レモンなどに含まれるクエン酸と合わさると疲労回復効果がさらにアップすることがわかっています。そもそもクエン酸自体にも疲労回復作用があるので、ダブルで効果が期待できるのです。

疲れやすい人は、1日レモン2個分のクエン酸（2700mg）を摂るとよいでしょう。

おすすめはレモンを絞るだけで作れるレモン水。毎日の鶏むね肉と合わせて飲むと効果がアップします。複数回に分けて飲んでもOKですよ。

② なぜ？

レモンに含まれるソラレンにご注意！

レモン水は、疲労回復効果のあるクエン酸のほか、美容効果の高いビタミンCも豊富に含むまさに美の点滴。

ですが、一つだけ注意点があります。**レモンに含まれるソラレンという物質は、紫外線を受けるとメラニン色素を生成する働きがあり、光によってこの働きが活性化されてしまうのです。**そのため朝からレモン水を飲むと、外出時に紫外線を浴びてシミができやすくなってしまいます。レモン水は、紫外線がぐっと少なくなる午後3時以降に飲むように心がけてくださいね。

すぐ疲れる人に贈る心の栄養ドリンク♪

冷蔵庫にはレモン水と水出し緑茶をストック！

レモン・梅干し・黒酢
クエン酸でパワーUP

イミダペプチドと一緒に摂ると疲労回復効果がアップするクエン酸。ほかにも血糖値の上昇を抑えたり、血流アップやアンチエイジング、美肌効果など女性にうれしい作用が満載です。

じつはこの優秀なクエン酸は、レモンだけでなく、酸味のあるフルーツや梅干し、黒酢などにも豊富に含まれています。1日の摂取目安量はレモンなら2個、梅干しなら大2個、黒酢1／4カップ程度。

ドリンクにして飲むのが手軽で、毎日継続するにはおすすめですが、鳥むね肉に梅干しや黒酢を加えて一品料理にしてもおいしく食べることができます。

とにかくすごいクエン酸

クエン酸が多いフルーツRANKING

1位 レモン
果汁100gあたり6.5gものクエン酸を含み、果物ではトップ。ビタミンCも豊富で免疫力アップ効果も。

2位 キウイ
酸味抜群のキウイもクエン酸が豊富。ビタミンCや食物繊維など17種の栄養も含む万能フルーツ。

3位 イチゴ
クエン酸のほか、抗酸化作用のあるアントシアニンやビタミンCを豊富に含みます。

黒酢

黒酢もクエン酸をたっぷり摂れる食材のひとつ。必須アミノ酸も豊富です。お肉を柔らかくする効果や減塩効果、魚の臭みを取る効果があり、料理との相性も抜群。鶏むね肉と野菜を黒酢で中華風に炒めれば、疲労回復のための一皿に。また市販の黒酢ドリンクも手軽でおすすめ。1日の適量は20～30mlほど。黒酢は、脂肪を吸収しづらく、体にため込まない抗肥満作用や高血圧を下げる効果が証明されています。

梅干し

クエン酸を摂るなら、古くから伝わる梅醤番茶もおすすめ。マクロビオティックでもおなじみですが、梅干しのクエン酸による疲労回復や抗酸化作用のほか、発酵食品である梅干しの風邪予防・免疫力向上、整腸作用など期待できます。

材料 梅干し1個、醤油小さじ1、番茶（ほうじ茶）1杯、しょうがひと絞り。

食べ方 3

食べない人ほど疲れが倍増！

〝1日3食〟を極めよう

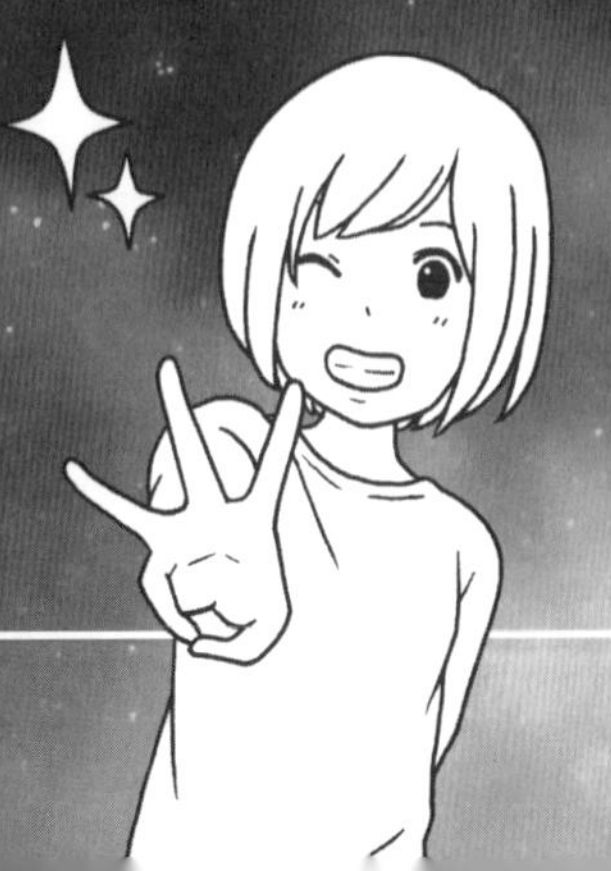

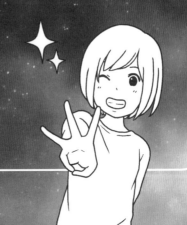

1 なぜ？

空腹が、「だるおも」の原因！

朝食抜き、昼はサラダだけ、とストイックなカロリー制限を貫く女性たち。極端な節制は、だるさや疲れやすさの原因になります。エネルギーが不足すると体内では代わりのエネルギー源となるケトン体が作られるのです。**ケトン体は高いエネルギー価がありますが、だるさや疲労感、頭痛を引き起こします**。仕事のパフォーマンスを上げるには1日3食を規則正しく食べることが大切。ダイエット中も極端な糖質制限などは避け、バランスよく食べて適度なカロリー制限を心がけて。

2 なぜ？

内臓を酷使するダラダラ食べはNG！

東洋医学では、規則正しい食生活を送ることで体のリズムが整い、病気の予防につながるといわれています。**重要なのは、3食の間隔をきちんと空けて空腹状態を作り、臓器をしっかり休ませることです。ダラダラ食べを続けて臓器を酷使すれば老化が進んでしまいます**。

一方、空腹を感じると胃からグレリンという物質が発生してミトコンドリアが活性化し、細胞を若返らせてくれるのです。間食するなら太りにくい午後3時頃に、1回に留めておきましょう。

すぐ疲れる人に贈る心の栄養ドリンク♪

3食の間の"空腹"が大切。ダラダラ食べないこと！

食べ方 4

疲れに効く！
あなたの知らない
神3《スリー》栄養素、
こっそり教えます

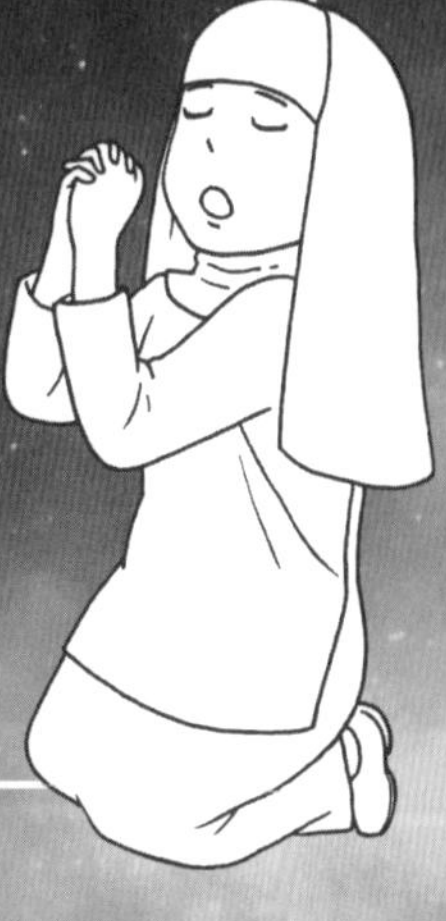

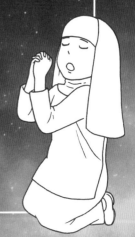

なぜ？1

最強の漢方薬！人参養栄湯《にんじんようえいとう》

私は普段、さまざまな不調に悩む女性の患者さんに漢方薬を処方しています。なかでも慢性的な疲労に抜群の効果を発揮するのが「人参養栄湯」です。全身の機能を高めてエネルギー不足を改善してくれるため、疲労回復効果が期待できます。さらに**肌の保湿作用や血流改善による冷え解消など、女性の悩みを一気に解決してくれる、まさに魔法のような漢方薬です**。

疲れやすい、食欲不振、貧血などの虚弱体質を改善する効果があるので、思い当たる人はぜひ一度試してみてください。

なぜ？2

ビタミンCは疲れにも効く！

くすみやたるみを防ぐ抗酸化作用や免疫力アップなど、美と健康の万能な栄養素として知られるビタミンC。じつは慢性疲労症候群に効くことも実証されています。

実際、**西洋医学では慢性疲労症候群の治療でビタミンCを多く投与します**。これは、脂質がエネルギーに変換される際に必要となるビタミンCをしっかり摂ることで、エネルギー変換をスムーズにし、疲れにくくするため。

忙しい女性こそ、フルーツや野菜を通じて積極的に摂るとよいでしょう。

すぐ疲れる人に贈る心の栄養ドリンク♪

ビタミンCのタブレットをカバンにIN

疲れないオイル えごま油が人生を救う

神

3《スリー》の3つめは、えごま油。魚や植物に含まれていて、体にいい脂として知られる不飽和脂肪酸（動物性は飽和脂肪酸）は、オメガ3、オメガ6、オメガ9に分類することができます。なかでもEPA（エイコサペンタエン酸）、DHA（ドコサヘキサエン酸）、α-リノレン酸に代表されるオメガ3は積極的に摂りたい脂肪酸。疲労回復や抗うつ作用、高脂血症・高血圧予防、悪玉コレステロールの減少効果などさまざまな効能があります。またEPAは血管を若返らせ、コレステロールを排出する作用も。オメガ3に分類されるえごま油や亜麻仁油に豊富に含まれるα-リノレン酸は、体内でEPAやDHAに変換されるため、魚嫌いの人にも最適です。

大人気で
売り切れ店
続出！

疲れなくなった！ヤセた！の声殺到

シソ科に属するえごまの種子をしぼって作られるオメガ3系のオイル。無色透明、無味無臭なのでクセがなく、料理を選ばずに楽しめます。必須脂肪酸のα－リノレン酸を豊富に含むため、疲労回復効果や脂肪分解効果も。忙しい人やダイエット中の女性の強い味方になってくれる究極のオイルです。

上手な食べ方

えごま油は、基本的に無味無臭なので食材、料理を選ばずに使える点が魅力です。ドレッシングに利用する、卵かけごはんにかける（P69参照）、コーヒーやお味噌汁などの飲み物に入れるなど日々の食事に加えるだけで、ぐっと栄養価がアップします。納豆や卵など、タンパク源と一緒に摂ると栄養バランスも抜群に。油なので、できれば夜よりも朝食や昼食に摂ると体への負担は減ります。ティースプーン１杯くらいが適量です。

注意！ えごま油は酸化しやすく、熱に弱い性質があります。保管する際は棚の中や冷蔵庫など、光の入らない場所に置きましょう。また、加熱でも酸化が進むので、熱を加えずそのまま摂るべき。開封した後も酸化が進むので、3ヶ月程度で使いきってください。脂肪なので料理に加える際はカロリーを忘れずに。体にいいからといって摂りすぎると、肥満の原因になってしまいます。

食べ方 5

最強の朝ごはん＝

玄米納豆
TKG《卵かけごはん》
＋
オメガ3

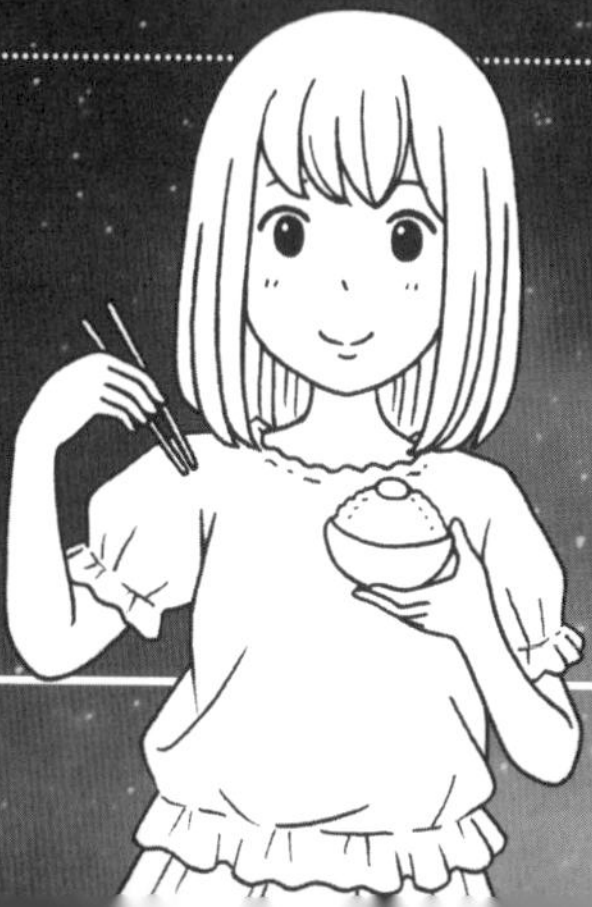

なぜ？① コスパ最強の卵《T》かけ《K》ごは《G》ん

卵かけごはんは、タンパク質と炭水化物を効率よく摂れる究極の栄養食。**卵は食物繊維とビタミンC以外の栄養素をすべて含み、体で作ることのできない必須アミノ酸も摂取できます**。ごはんを玄米にして、えごま油をかければ、最強のＴＫＧに変身！

ＴＫＧに納豆を加えるのもおすすめ。納豆は良質なタンパク源であり、ビタミン、鉄分、食物繊維、カルシウム、カリウム……と栄養素が満載です。納豆と卵を一緒に食べるとカルシウムの吸収率がアップする効果もあります。

なぜ？② 納豆パワーを引き出す食べ方

納豆に含まれるビオチン（ビタミンＢの一種）は美肌効果があるのですが、卵の白身に含まれるアビジンと結合すると、ビオチンの吸収率が低くなってしまいます。

納豆＆卵かけごはんにする際は、白身に火を通してアビジンを弱めればＯＫ。半熟卵かけごはんにするか、卵黄だけかけてもいいでしょう。

納豆にはナットウキナーゼという血液をサラサラにしてくれる酵素が含まれています。酵素は加熱により死滅してしまうので、玄米は少し冷まして食べましょう。

すぐ疲れる人に贈る心の栄養ドリンク♪

三大栄養素のPFCバランスも最高すぎる！

食べ方 6

働く女子は、疲れたときこそ〝低GI〟フード一択

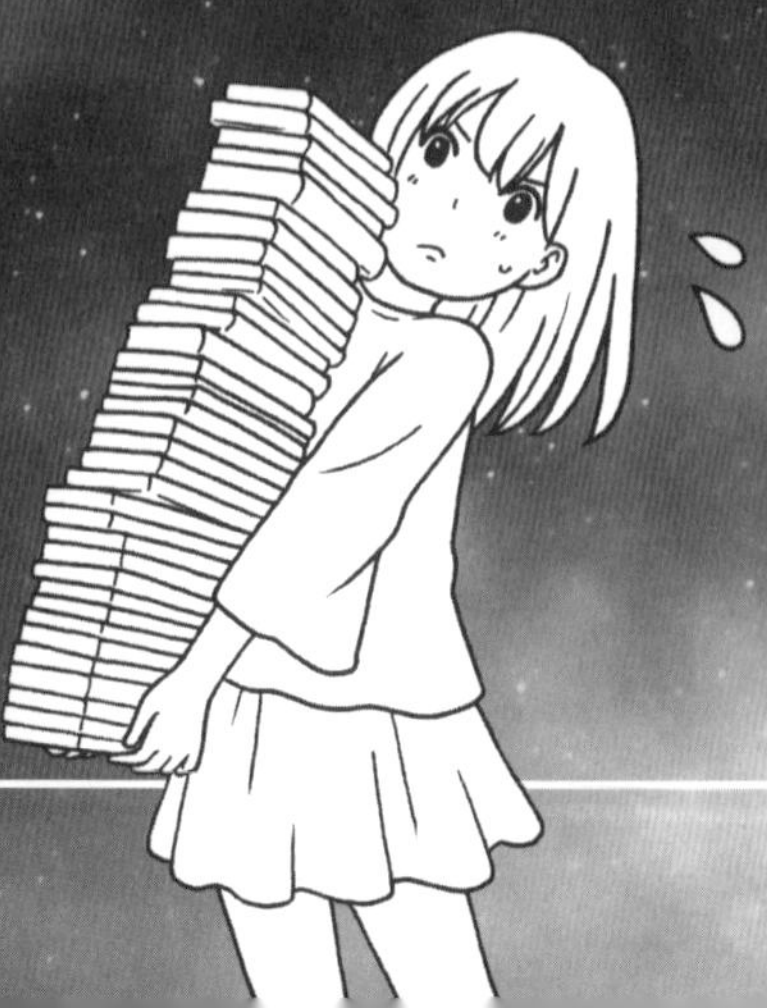

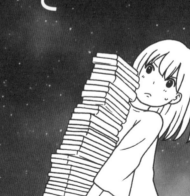

なぜ？1

高GI食品は疲れを倍増させる

近頃、低GI食品が注目を集めています。**「GI」とは食後血糖値の上昇度を示す指標のことで、食品によってGI値は大きく異なります。**低GIなのは、そばや玄米、大豆食品など。一方、高GIは食パンや白米、じゃがいもなどの糖質類です。高GI食品を食べるとドーピングのように血糖値が一気に上がって元気になったように感じます。そのため疲れると体が高GI食品を欲しますが、血糖値の乱高下が起きて体の負担になり、かえって疲れやだるさを感じてしまうのです。

なぜ？2

玄米・全粒粉など茶色系をチョイス

とはいえ、すべての食材のGI値を知っておくなんて無理なこと。そこで目安になるのが「色」です。**玄米や全粒粉、そばなど茶色の穀物は、殻が残っているため消化に時間がかかりGI値が低くなります。**

一方、白米やうどん、食パンなど白い食品は消化されやすく、高GIであると覚えておきましょう。仕事中のおやつには低GIのヨーグルト、バナナ、りんごがおすすめ。コンビニで買える低GIの大豆バーもよいでしょう。時間帯は吸収率の低い午後2時頃がいいですね。

すぐ疲れる人に贈る心の栄養ドリンク♪

栄養ドリンクも高GI。まさに元気の前借り！

ふわふわパンはNG！ 朝食には、バゲットのススメ

女を上げるパンはどっち？

血糖値を急激に上下させるような食生活を繰り返していると、日々の疲れを倍増させ、情緒不安定、うつ、肥満をも引き起こす可能性が。

朝ごはんはパン派の人も多いと思いますが、食パンなど白くふわふわの柔らかいパンは血糖値を乱高下させるので注意が必要。白いパンでもバゲットやベーグルなど固めのものなら、噛む回数が増えて唾液がたくさん分泌されるため、血糖値の上昇を抑えられます。もちろん、低ＧＩの全粒粉パンもおすすめです。

やわらかい菓子パンや食パンなどは、血糖値を急上昇させる高ＧＩ食品であることを覚えておきましょう。

疲れないパンの食べ方

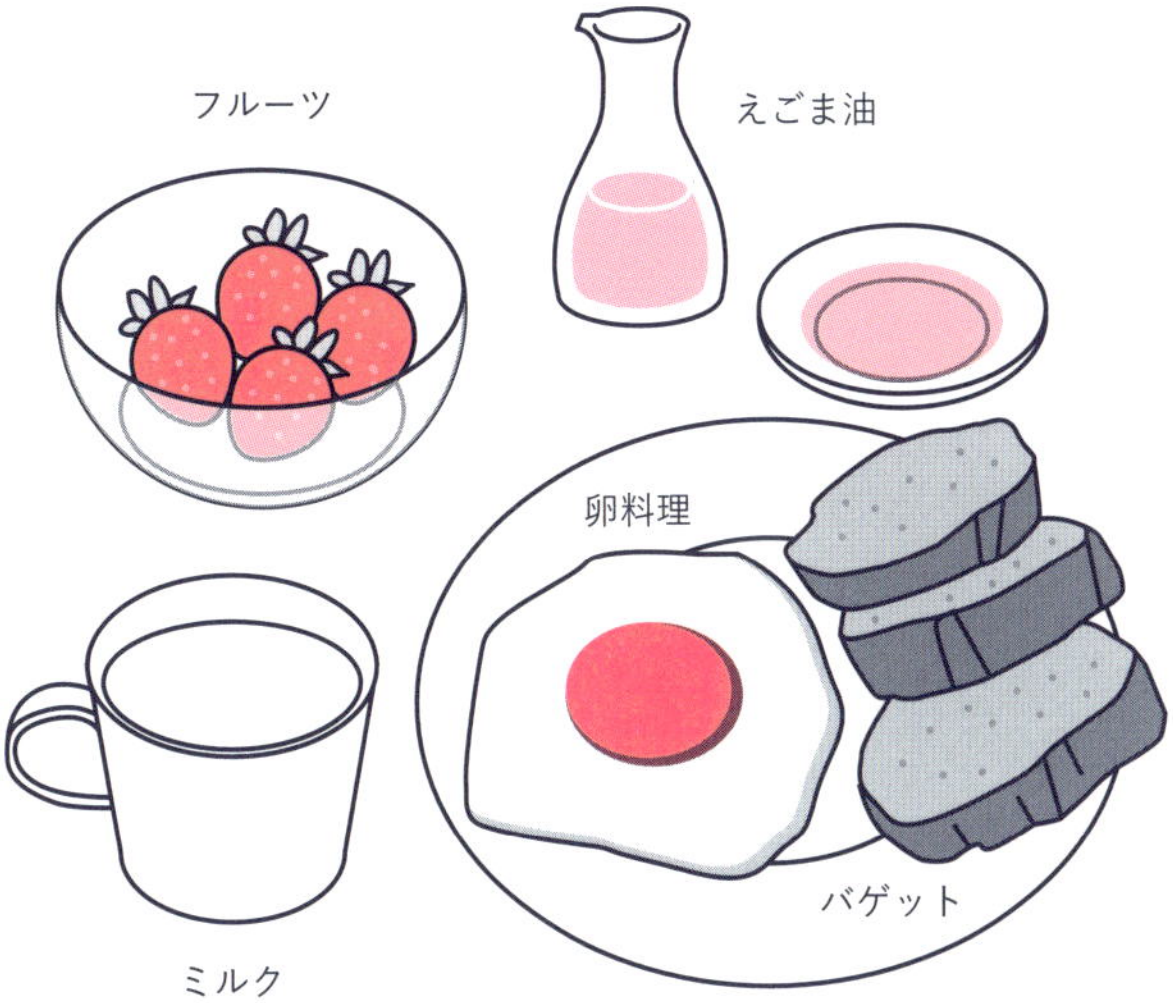

バゲットはオメガ3のえごま油にひたして食べてみて。あとは疲労回復に必要な必須アミノ酸の卵料理と、セロトニンを作るミルク、クエン酸を補うフルーツがあれば完璧ブレックファストのできあがり♪

食べ方 7

お酒を飲むなら、とりあえず**ビール！**二杯目も**ビール!**

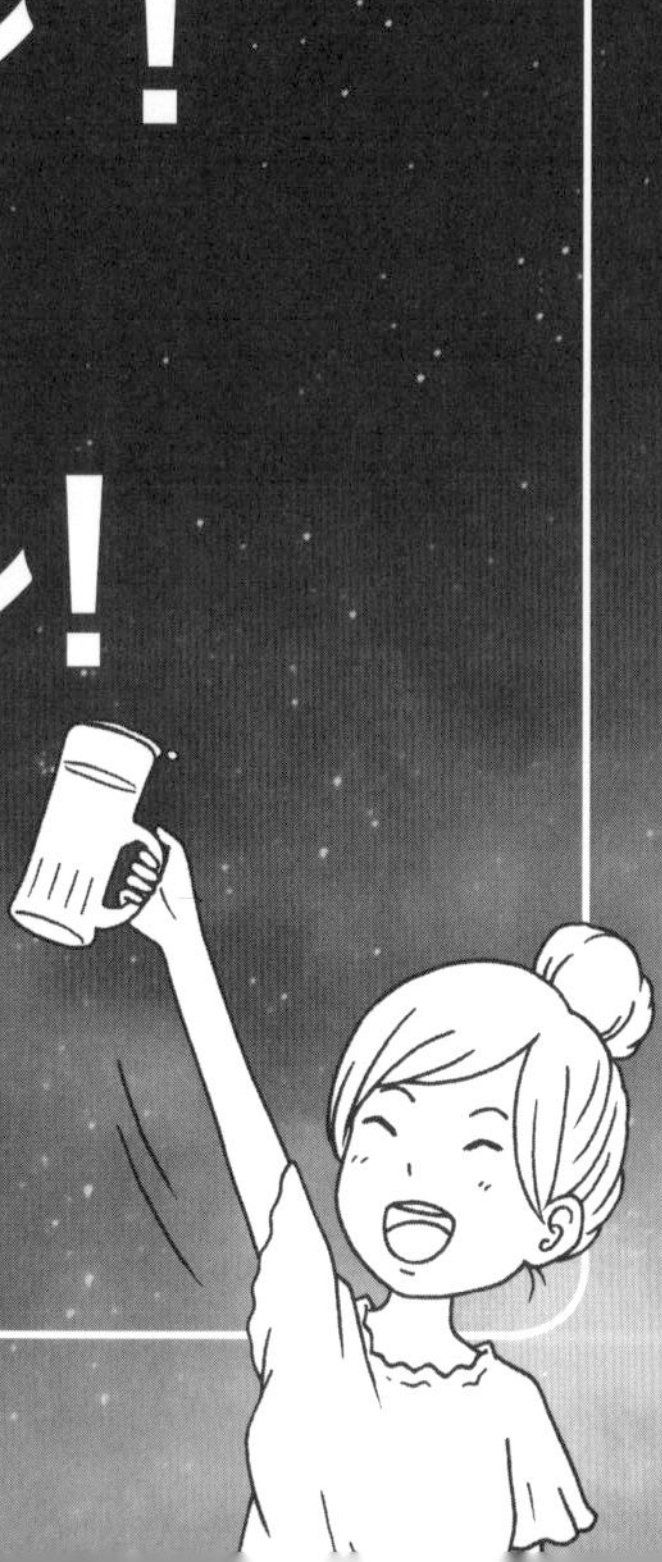

1 なぜ？ 女性に効く！ホップのエストロゲン作用

美容や健康面では、どうしても悪者にされがちなアルコール。ですが種類や飲み方を正しく選択すれば、女性の体にメリットをもたらします。

おすすめは、ビール。ビールの原材料の一つである**ホップは、疲労回復や食欲増進、鎮静作用のほか、ホルモンバランスを整えるエストロゲン作用があります。**更年期障害やPMS、生理痛の抑制、抜け毛・白髪予防など、女性特有の悩みにも効果的。ただし、摂取目安は1日350g程度なので、飲みすぎには注意しましょう。

2 なぜ？ 赤ワインは健康効果なし!?

健康によいといえば赤ワインでしょ？と思いますよね。確かに赤ワインには、抗酸化作用を持つポリフェノールの一種、レスベラトロールが含まれており、動脈硬化やガンを予防するとされてきました。

ところが最近の米国の研究で、レスベラトロールは体内に吸収されにくく、飲んでもほとんど効果がないことがわかったのです。それどころか**赤ワインに含まれるポリフェノールのアントシアニンやタンニンは下痢止め効果があり、便秘を悪化させるおそれがあるのです。**

すぐ疲れる人に贈る心の栄養ドリンク♪

ホップが原料のノンアルコールビールもアリ

食べ方 8

日中〝2〜4時〟のカロリー摂取は、いちばん帳消しにしやすい

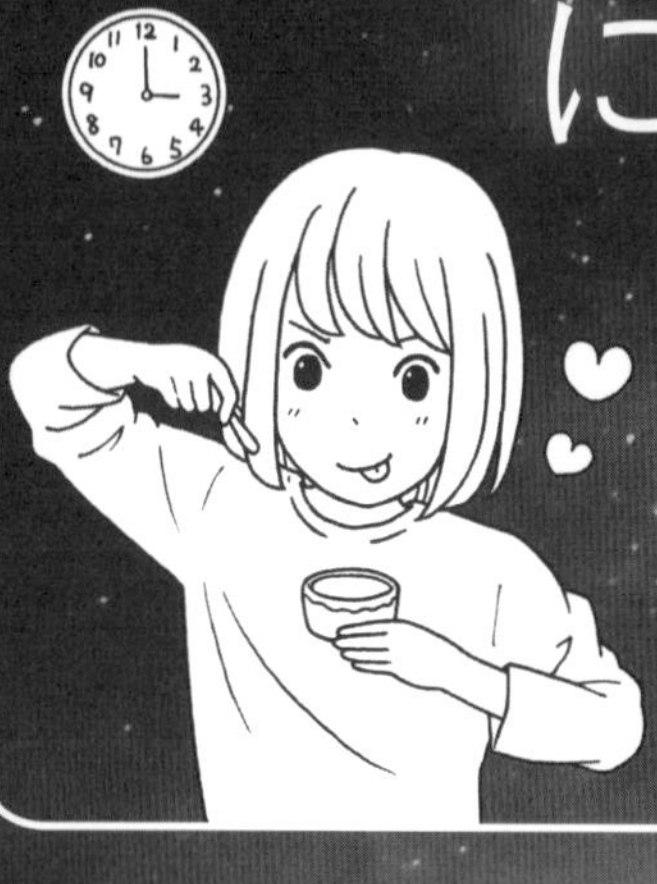

なぜ？ 1

ＢＭＡＬ１が脂肪をため込む深夜に注意

私たちの体には、前述の通りＢＭＡＬ１（ビーマルワン）と呼ばれる物質が備わっています。**日中の活動や睡眠のタイミングをコントロールしている時計遺伝子の１つで、体内の脂肪細胞の分化にも深く関わっています。**ＢＭＡＬ１は時間帯によって増減し、深夜２時にもっとも多くなるため、脂肪が吸収されやすくなります。

一方、ＢＭＡＬ１がもっとも少なくなるのは昼の２時。ゆえに甘いものなどカロリーの高いものを食べるなら、日中の２～４時頃が圧倒的におすすめです。

なぜ？ 2

ランチはしっかり、夕食はあっさり

理想的な食事は、朝昼しっかり、夜はヘルシーに。**日中は活動してカロリーを消費するので朝食はタンパク質と炭水化物をしっかり摂りましょう。**吸収率の低くなる昼食は多少、脂肪分が多くてもＯＫ。夕食は夜９時までに脂肪分の少ない食事で済ませるとよいでしょう。

ＢＭＡＬ１には、脂肪細胞の分化を促す以外にもさまざまな働きがあります。睡眠や日中の活動などにも深く関わる存在なのでしっかり性質を理解しておきましょう。詳しくはＰ26を参照してください。

すぐ疲れる人に贈る心の栄養ドリンク♪

時計遺伝子BMAL1は、健康とダイエットの味方！

眠り方
食べ方
生活習慣
働き方
ストレス

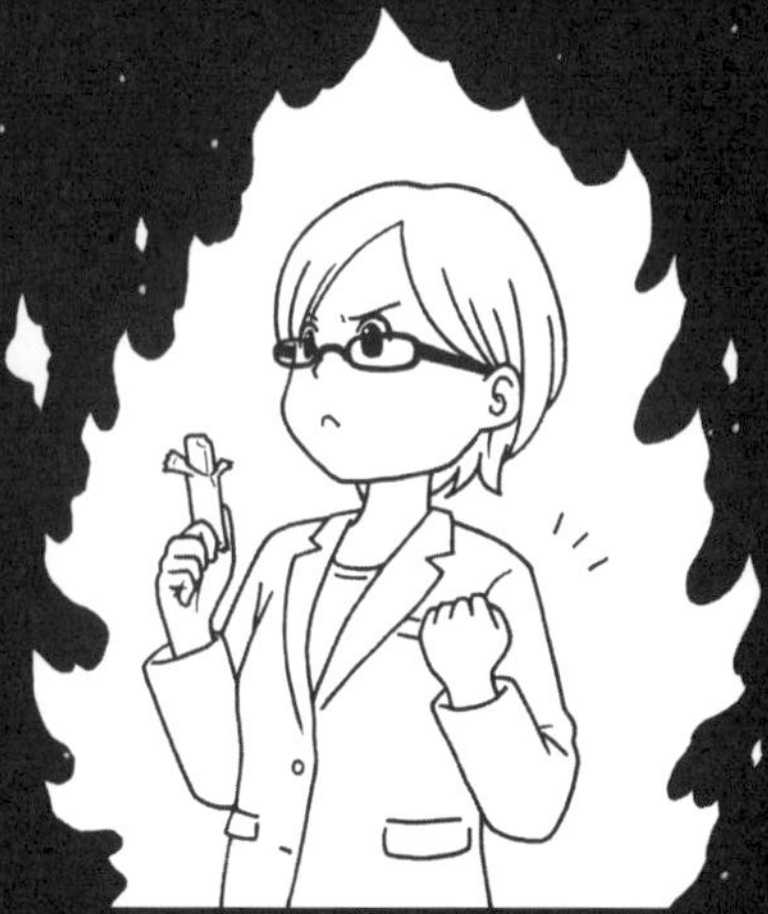

夜のドカ食いがやめられる。3時のおやつで先取りディナー

なぜ？1

ドカ食いを防ぐ、分食テクニック

ＢＭＡＬ１の分泌が１日のうちでもっとも少なくなる昼の２～４時は、間食に最適な時間帯であるとお伝えしました。忙しくて夕食の時間が遅れそうな日は、この時間帯にあらかじめ少しでもカロリーを摂っておくとよいでしょう。吸収が少ない上に過度な空腹を避けることができ、夕食でドカ食いせずにすみます。

これは分食という考え方で、夕食の一部を早めに食べて空腹を緩和するというもの。血糖値の乱高下を防ぐため糖尿病治療などにも取り入れられている有効な方法です。

なぜ？2

おすすめは、午後３時に低ＧＩ食品

分食はドカ食いを防ぐほか、疲れやだるさ、情緒不安定の原因となる血糖値の乱高下も抑制してくれます。分食をする際に大切なのが、どんな食べ物を選ぶか、です。

正解は、血糖値の上昇をゆるやかに抑えてくれる低ＧＩ食品（Ｐ71参照）です。仕事の合間に分食するなら、気軽に食べられる低ＧＩのおやつなどをデスクに常備しておくとよいでしょう。とくに大豆が原材料の、体に優しい低ＧＩ食品がおすすめ。コンビニにも豊富にそろっているので活用しましょう。

すぐ疲れる人に贈る心の栄養ドリンク♪

過度な空腹は、ドカ食い＆肥満のもと！

食べ方 10

民よ、鮭《さけ》を食べて損はない！

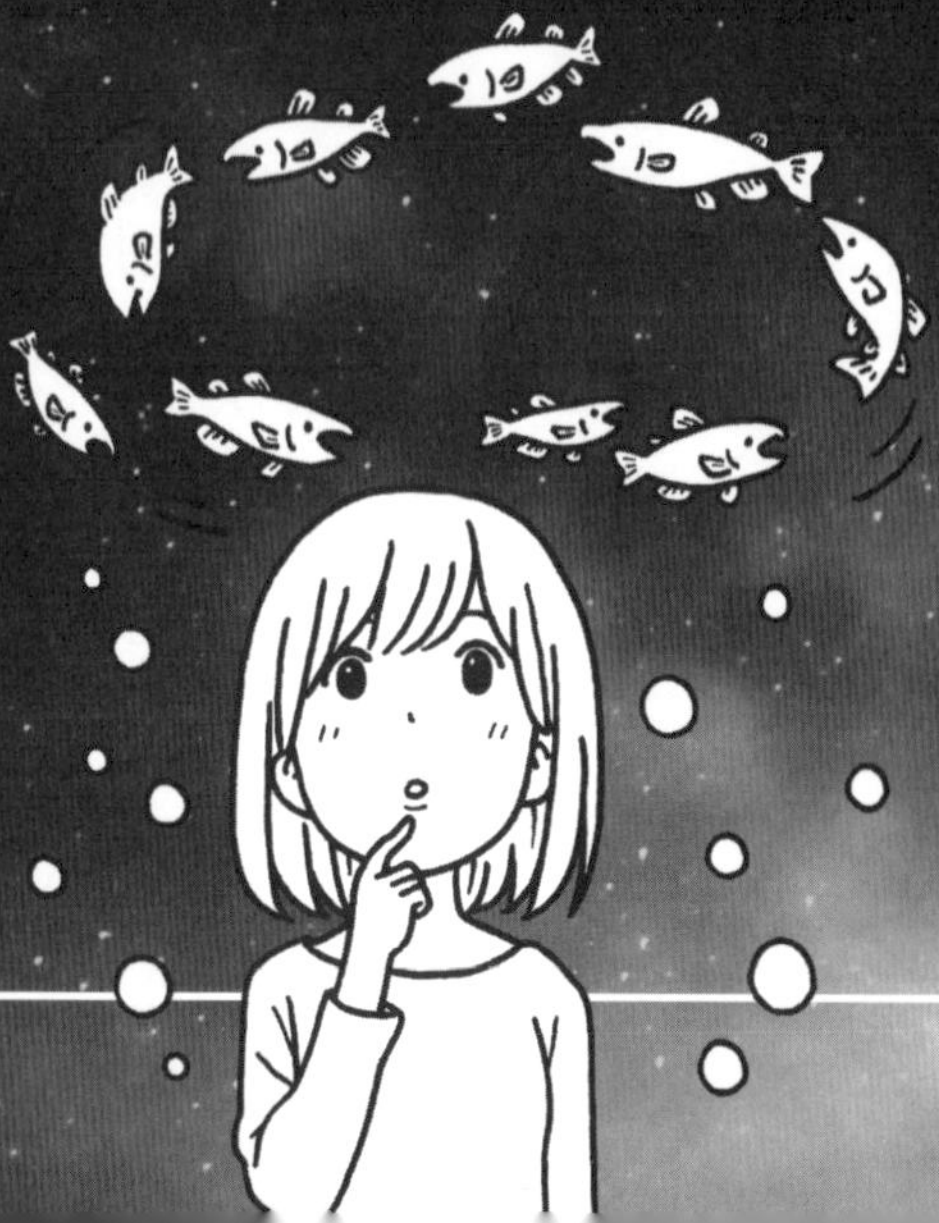

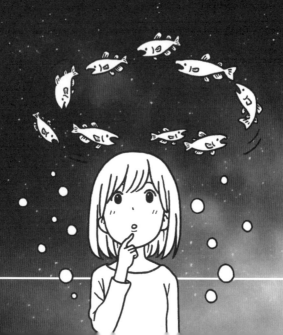

なぜ？ 1

アスタキサンチンの驚くべき効果

低カロリーかつ、栄養満点なスーパーフードとして知られる鮭。記憶力アップや血中コレステロール、血圧、血糖値を下げる脂肪酸のＤＨＡ、ＥＰＡはもちろん、ダイエット効果の期待できるビタミン類も豊富です。**糖質の代謝を促してくれるビタミンＢ１、整腸作用のあるビタミンＡ、骨粗しょう症を防ぐビタミンＤなどが含まれています。**

なかでも注目すべきは、鮭の赤い色素部分にあるアスタキサンチン。疲労回復効果やさまざまな美容、健康効果があるのです。

なぜ？ 2

シミ・しわにもうれしい効果あり！

鮭に含まれるアスタキサンチンは、β－カロテンの40倍、ビタミンＥの１０００倍もの強力な抗酸化作用があります。これにより、**シミの原因となる活性酸素を排除し、紫外線を長時間浴びた肌にしわができることを抑制します。**

また、筋肉疲労や眼精疲労の解消などにも効果的。さらに動脈硬化や血圧上昇の抑制、血糖値降下、発ガン予防や糖尿病予防など、あらゆる効能を持つすごい成分なのです。まさにスーパーフードの代表ともいえる鮭。日々の食生活に活用してくださいね。

すぐ疲れる人に贈る心の栄養ドリンク♪

ビタミンＥの1000倍もの抗酸化作用！

疲れにも美容にも効く！美女は週3、魚を食べる♡

魚には、肉や野菜から摂ることのできない栄養素や脂肪酸が多く含まれています。イワシやサバなどの青魚には、体内で作ることのできない必須脂肪酸の一種で、n－3系脂肪酸のDHAやEPAが豊富です。

DHAは記憶力アップなど、脳の機能向上に効果があり、EPAは血液をサラサラにして血管を健康に保ちます。さらには、血中コレステロール、血圧、血糖値を下げる効果も。

また、マグロやカツオ、鮭などの魚には、持久力の維持効果の源であるアンセリンというアミノ酸の一種が豊富で、疲労回復や抗酸化作用が期待できます。

肉食女子より、魚食女子！

お寿司を食べるとき、思い出そう♪

	EPA	DHA
1位	イワシ (1381mg)	マグロ (2877mg)
2位	マグロ (1288mg)	ブリ (1785mg)
3位	サバ (1214mg)	サバ (1781mg)
4位	ブリ (898mg)	サンマ (1398mg)
5位	サンマ (844mg))	ウナギ (1332mg)

魚肉100g中含有量

イワシ缶＋梅干しで抜け毛対策

おすすめは、賞味期限が長くて便利なサバ缶やイワシ缶、ツナ缶。じつは、イワシ缶を梅干しと組み合わせると薄毛・抜け毛に効果があるのです。イワシ缶には頭皮の血流を促進させるＥＰＡ、髪に必要な亜鉛が含まれており、梅干しが亜鉛の吸収を促進してくれます。

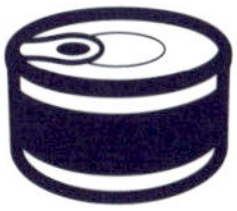

食べ方 11

「疲れた自分にご褒美ごはん」なら、焼肉行くより、ジンギスカン

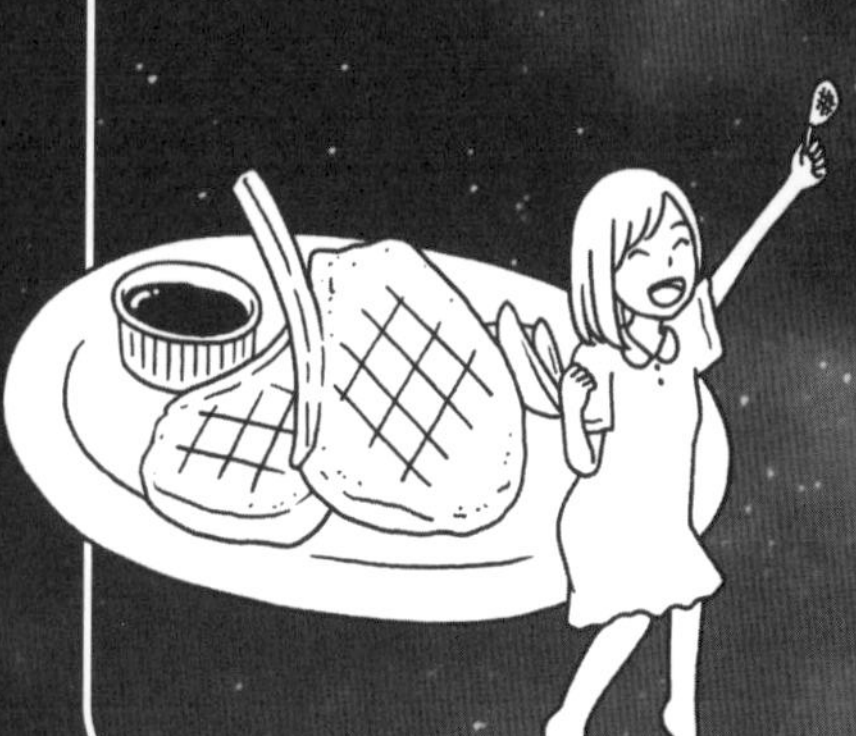

なぜ？ 1

ラム肉って控えめに言って、最高！

ラム（子羊）肉は、肉類のなかでもとくに栄養価が高く、ビタミンやミネラル、鉄分などが豊富です。**疲労回復やストレス解消効果のあるビタミンB1も多く摂れるので、疲れない体づくりにも最適。**

また脂肪の融点が体温よりも高いため、体内で溶けにくく吸収されづらいという特性も。ゆえに、とってもヘルシー。その上、高タンパクで必須アミノ酸もしっかり摂れるので体にうれしいことづくしなんです！

ただし、春は脂肪が溶けやすくなるので冬に食べることをおすすめします。

なぜ？ 2

カルニチン効果で脂肪が燃える！

ラム肉の脂は、不飽和脂肪酸でできています。不飽和脂肪酸は、コレステロール値を下げるほか、脂肪細胞の増加を抑制して糖や脂質の代謝を促進する働きがあります。**さらに脂肪燃焼を促進するL-カルニチン（アミノ酸の一種）が豊富なので、ダブルで脂肪燃焼を助けてくれます。**

まさにラム肉はダイエットに最適！ 定期的にラム肉を食べれば太りにくい体を手に入れられます。またエネルギーを作り出す働きもあるので、パワーチャージしたいときにもぴったりです。

すぐ疲れる人に贈る心の栄養ドリンク♪

栄養たっぷりで脂肪も燃やすラム肉を取り入れよう！

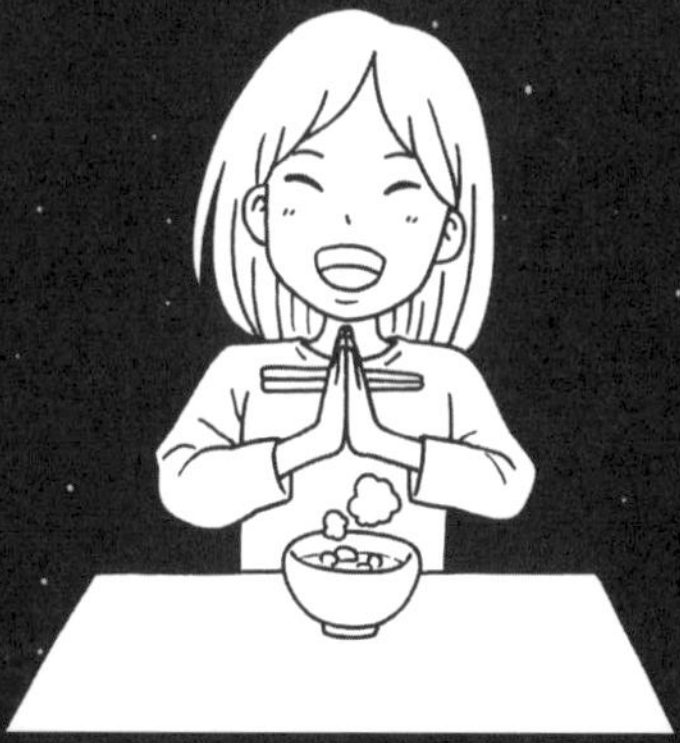

お手軽しじみ汁で疲れない女に変身！

なぜ？1

オルニチンで持久力アップ

二日酔いに効くことで知られる、しじみ汁。**しじみには、肝臓の働きを助け、疲労回復にも効果があるアミノ酸の一種、オルニチンが豊富です**。その含有量は貝類でも際立って多いことがわかっています。飲みすぎたときだけでなく、普段からオルニチンで肝機能を整えておくと疲れにくい体を手に入れることができるのです。

また、むくみや解毒不全を予防する効果も。しじみにはほかにもタウリンやビタミンB群、鉄分、カルシウム、亜鉛といった栄養素も含まれています。

なぜ？2

手軽なサプリも活用すべし

朝食や夕食の一品に、しじみ汁を取り入れることで1日の持久力を高めることができます。しじみの身の部分も栄養があるので食べるとよいでしょう。忙しい方、疲れやすい方は、**コンビニのしじみ汁やオルニチンを効率的に摂ることのできるサプリメントなどを活用してもOK**。

しじみ成分は天然のものなので、体に負担をかけることなくスタミナアップできるのも魅力です。ぜひ、日々の習慣にして疲れ知らずで元気な体を手に入れてくださいね！

すぐ疲れる人に贈る心の栄養ドリンク♪

疲れに効くサプリ＝オルニチン・EPA・DHA・鉄分

食べ方 13

やせてる人はもう飲んでる♪緑茶コーヒーダイエット

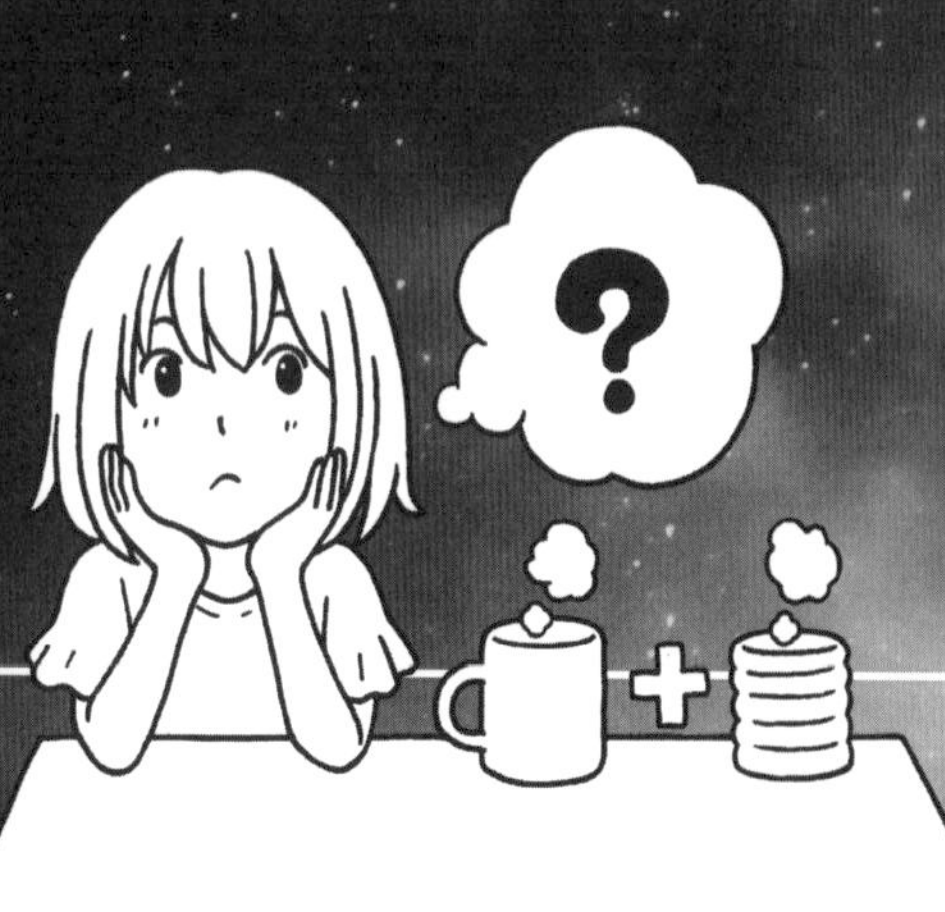

なぜ？ 1

究極のダイエットドリンク、教えます

私が提唱するダイエット法に、「緑茶コーヒーダイエット」があります。コーヒーに含まれるクロロゲン酸と緑茶のカテキンにはそれぞれやせ効果があり、かけ合わせることで脂肪燃焼効果が高まるのです。

また、コーヒーと緑茶を同時に飲むことで、緑茶に含まれるテアニンがカフェインの覚醒、緊張作用を緩和し、副交感神経を優位にする作用も。なお、**カテキンのエピガロカテキンガレートという成分は小腸から糖質の吸収を抑え、血糖値の乱高下も防ぎます。**

なぜ？ 2

1：1で作ればさわやか風味

飲む頻度は1回にカップ1杯、1日3杯を目安にしてください。緑茶とコーヒーの割合は1：1。

ミルクを入れると、コーヒーのやせ物質であるクロロゲン酸の吸収率が低下してしまうので、できるだけブラックで飲むようにしましょう。

つらい食事制限や激しい運動などをしなくても、緑茶コーヒーを1日3杯飲むだけで、私をはじめ、多くの患者さんが減量に成功しています。手軽なのでぜひ試してみてくださいね。

すぐ疲れる人に贈る心の栄養ドリンク♪

私自身、これで25kgやせました！

食べ方 14

春夏はきゅうり、秋冬ならりんごを食べると疲れない！

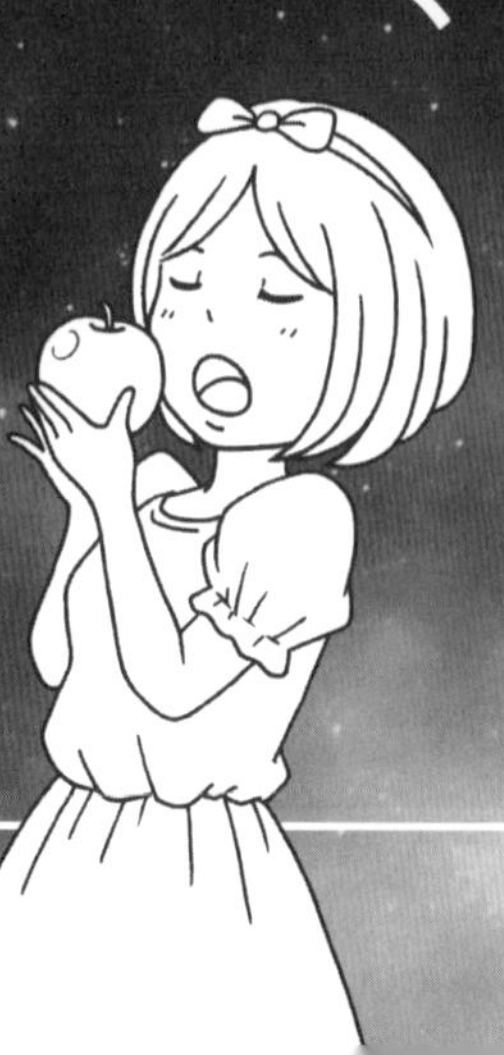

なぜ？ 1

医食同源！食べ物と体の深い関係

医食同源という言葉をご存じでしょうか？　中国の思想をもとにした考えで「規則的で正しくおいしい食事は、命を養い、健康を保つために欠かせない」というもの。当たり前のようですが、食事は人間にとって非常に大切なものなのです。

食事には、季節感も大切。旬の食材は味がよいだけでなく、健康効果も期待できます。**暑い季節に採れる食材は体を冷やし、寒い季節に採れる食材は体を温めてくれる効果がある**など、食物と体の関係は理にかなっているといえるでしょう。

なぜ？ 2

春＆夏、秋＆冬におすすめの食べ物は？

自然界の食べ物は、陽性食品と陰性食品に分けることができます。陽性食品は寒い季節・土地で採れ、体を温める作用があり、陰性食品は暑い季節や暖かい土地で採れ、体を冷やす作用があります。

ですから旬の食材を食べることが大切になりますが、とくに**秋冬はごぼうや里芋などの根菜、りんごやブドウなど冬のフルーツ、発酵食品などの陽性食品を。春夏はきゅうりやトマト、バナナやマンゴーなどの南国フルーツ、海藻類など陰性食品を食べるようにしましょう。**

すぐ疲れる人に贈る心の栄養ドリンク♪

医者も東洋医学を取り入れるのが、今の常識

眠り方　食べ方　生活習慣　働き方　ストレス

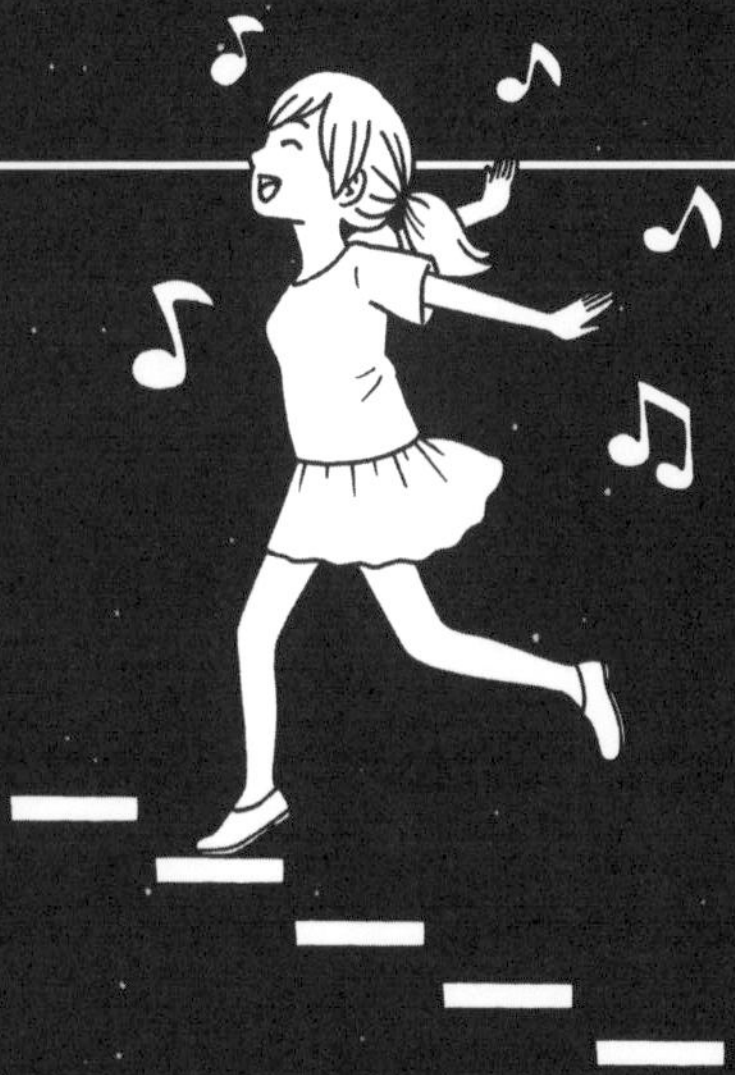

階段の
上り下りで
息が上がるなら、
“デーツ3粒”
食べなさい

なぜ？①

世界一の美女も愛食。鉄分で疲れ解消！

イライラする、うつっぽい、階段でふらつくなどの悩みを抱える人は鉄分不足の可能性が。**女性は鉄分不足の傾向が強く、日々補給を心がける必要があります**。そこでおすすめなのがデーツ。とくにドライデーツ100gには0・8gもの鉄分が含まれています。ほかにも、ミネラル、ビタミン、亜鉛などの栄養が豊富で、古代エジプトの女王クレオパトラの好物だったことでも知られています。鉄分不足を解消するには継続した補給が大切なので、家や職場にデーツを常備しておきましょう。

なぜ？②

葉酸も含むデーツのすごさ

デーツには、鉄分のほか、肌再生や血行促進効果のある葉酸がブルーベリーの4倍も含まれています。葉酸不足も貧血の原因になるので、鉄分と葉酸を合わせて摂れるデーツは最強なのです。妊活中や妊娠中の女性にも葉酸は必須成分なので、デーツの常備をおすすめします。

エネルギー源にもなるデーツは、仕事中の疲労回復にも効果的！　小腹がすいたり、頭が疲れたなと感じたりしたら数粒食べるだけで、ラクになるはず。ただし、カロリーも糖分もあるので摂りすぎには注意して。

すぐ疲れる人に贈る心の栄養ドリンク♪

あなたのその疲れ、じつは貧血が原因かも!?

貧血は女性の敵！鉄分、足りてますか？

月経のある日本人女性の5人に1人が慢性的な貧血状態にあるといわれる現代。月経による出血やダイエット、偏食などが、血液中の赤血球を不足させ、貧血を引き起こします。赤血球は血液を通して体中の細胞に酸素を運んでいるため、不足するとちょっとした階段の上り下りで動悸や息切れを起こしたり、全身の倦怠感、食欲不振などの症状の原因に。鉄分やビタミンが不足すると体の代謝も低下してしまいます。

なかなかやせないという人こそ、鉄分を積極的に摂りましょう。またヘモグロビン値が正常でも、貯蔵鉄が減ってしまうかくれ貧血の可能性も。自覚がない場合も多いので、まずはチェックリストで確認してみましょう。

足りない女子、急増！

眠り方
食べ方
生活習慣
働き方
ストレス

鉄分、足りてますか？ CHECK LIST

- □下まぶたの裏側が白い
- □顔色がすぐれない
- □爪の色が白っぽい
- □階段を数段上り下りしただけで
ドキドキしたり息切れしたりする
- □肌や髪の毛が乾燥して荒れやすい
- □すぐにイライラする
- □いつもうつっぽい
- □なんとなく体がだるい
- □食欲がない
- □慢性的な頭痛や肩こりがある
- □すぐにもたれかかりたくなる
- □口内炎ができやすい
- □よく立ちくらみにおそわれる
- □朝、なかなか起きられない
- □朝食を摂らないことが多い

３つ以上あてはまるなら要注意！
レバーや煮干し、レーズンなどを積極的に食べましょう。

食べ方 16

コーヒーにも紅茶にも♪なんでもシナモンで即席・漢方ドリンクに

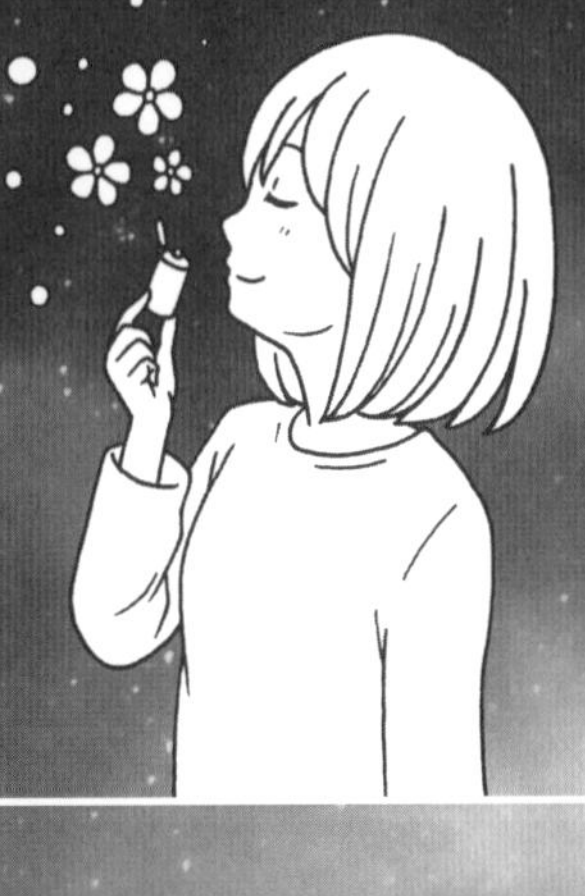

1 なぜ？

クレオパトラも愛したシナモンの美女効果

甘い香りが魅力のシナモンは、もともと古代エジプトで香辛料として重用されていました。中国では昔から薬用としてさまざまな漢方に用いられています。強壮・強精薬として使われていたほか、**免疫力の回復や整腸作用もあり、ビタミンB1、B2も豊富で、美肌効果が非常に高いこともわかっています**。

また、血流を促進してくれるので、女性にとって大敵である冷え症の改善効果も抜群。代謝を高めて、全身の健康と美しさをサポートしてくれます。

2 なぜ？

山椒《さんしょう》やサフランなど薬にもなるスパイスたち

シナモンをはじめ、昔からスパイスとして活用されてきた食材は、薬用として多くの効果を持つものがあります。

日本最古の香辛料である**山椒は、唐辛子やコショウと同じ辛味成分を有し、胃腸を刺激して活発化、おなかの冷えや痛みを取り除く作用を持っています**。また漢方薬として使われていたサフランも、体の温め効果や生理痛の緩和、ストレスや瘀血《おけつ》（血のとどこおり）の解消効果があります。ただしサフランは流産や早産を引き起こす可能性があるので妊婦の方は避けてください。

すぐ疲れる人に贈る心の栄養ドリンク♪

天然の薬用成分を持つスパイスを活用すべし

むくみが消える
魔法のお茶
"ハトムギ茶"

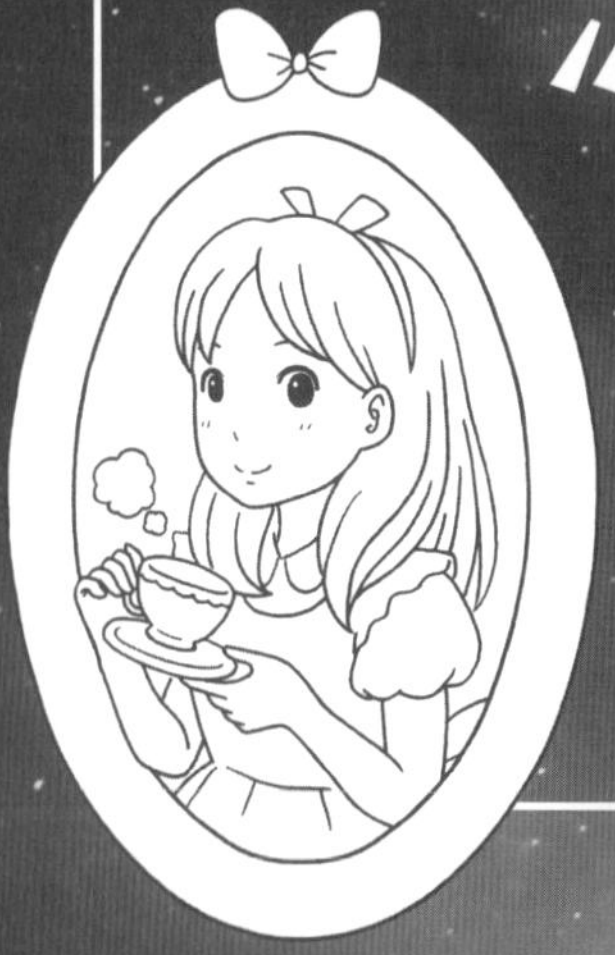

なぜ？ 1

手軽なハトムギ茶のすごい効果

日本人になじみの深いハトムギ茶。イネ科の穀物で、漢方薬にも登場する、美容・健康効果の高いお茶です。

ハトムギエキスに含まれるヨクイニンには、余分な水分や老廃物を体外へ排出する利水作用があります。定期的に摂ると新陳代謝が活発になり、むくみの解消や肌のターンオーバーを促してくれるのです。**肌のキメや角層、毛穴の状態も整え、肌の透明感もアップさせてくれます**。イボや肌荒れに対して、肌の内側から作用するので早く治したいときにも効果的です。

なぜ？ 2

ヨクイニンが血のとどこおりを防ぐ

東洋医学で人は、体力があり、血のめぐりがよく代謝のよい実証体質と、疲れやすく、冷え性で代謝の悪い虚証体質に分けることができるとされています。

ハトムギに含まれるヨクイニンには血のとどこおりを防いで、代謝を促進する作用があるのです。代謝が悪く太りやすい虚証体質の人にとくに適していて漢方薬としても活躍しています。思い当たる人はぜひ、ハトムギ茶を飲む習慣を取り入れてみてください。継続的に摂ることで、体質改善につながります。

すぐ疲れる人に贈る心の栄養ドリンク♪

疲れやすい人こそ、ハトムギ茶を今すぐ常備

噛む女は美しい。「30回ゲーム」でダイエット

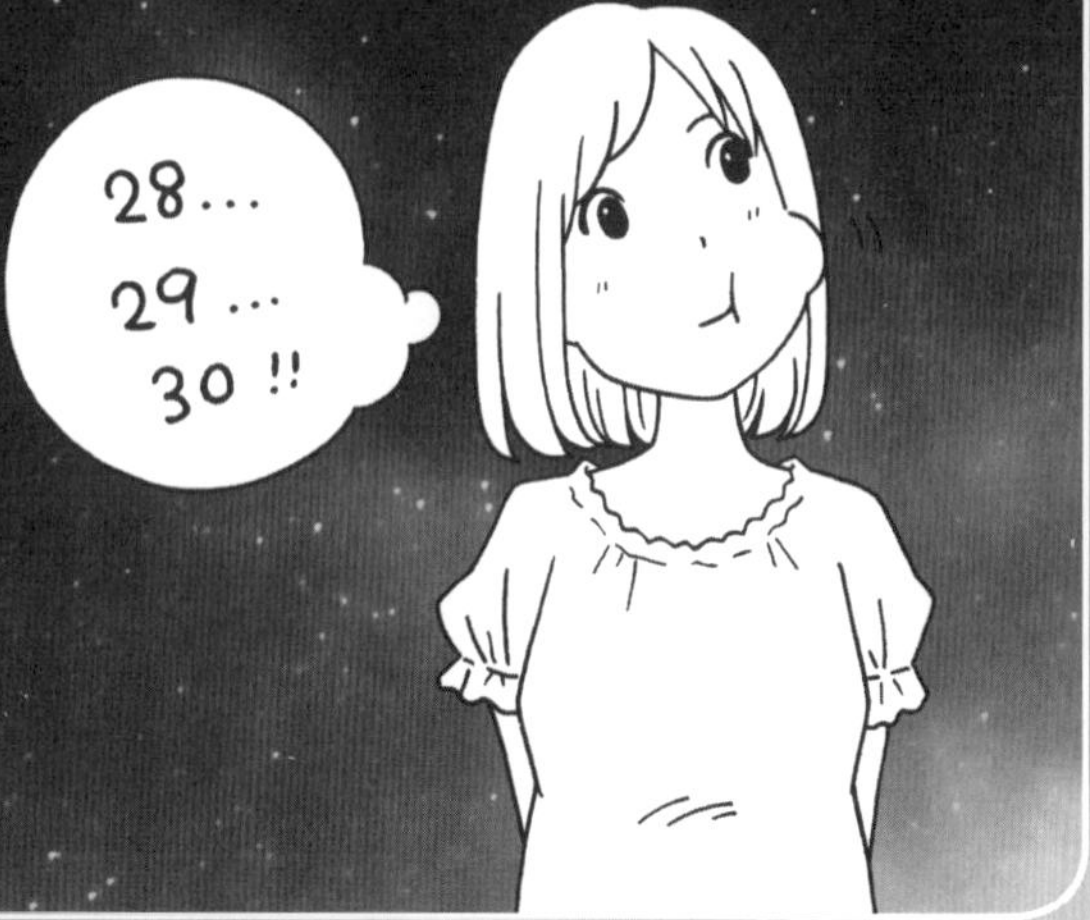

なぜ？1

よく噛むだけでダイエット&脳活性化

子どもの頃によく聞いた「よく噛んで食べなさい」という親の教えは、大人になってこそ実践すべきでしょう。最近の研究では、噛むことで脳に刺激が伝わり、脳のさまざまな機能を活発にすることが証明されています。

脳内物質であるセロトニンの分泌が促されて内臓脂肪の燃焼を促進させ、心にも安定をもたらしてくれるのです。

また神経ヒスタミンが分泌されるため、満腹中枢が刺激されて食欲を抑える効果もあるのがうれしいですね。

なぜ？2

楽しみながらよく噛むコツ

「よく噛む」の目安はひと口30回程度。とはいえ、面倒で習慣化しづらいという人もいるでしょう。

私のおすすめは「ぴったり30回ゲーム」。29回でも31回でもなく、**「30回」と決めて、ゲーム感覚でカウントすると実践しやすくなります**。ほかにも、「もしもしカメよ、カメさんよ～♪」の歌で、数えるという方法もあります。この方法だと歌い終えると28回噛めることになりますね。いずれにしても楽しみながら、よく噛む習慣を身につけましょう。

すぐ疲れる人に贈る心の栄養ドリンク♪

噛めば噛むほど、美しくなります！

食べ方

19

ダイエット中の強い味方 しょうがで 脂肪を燃やしつくす

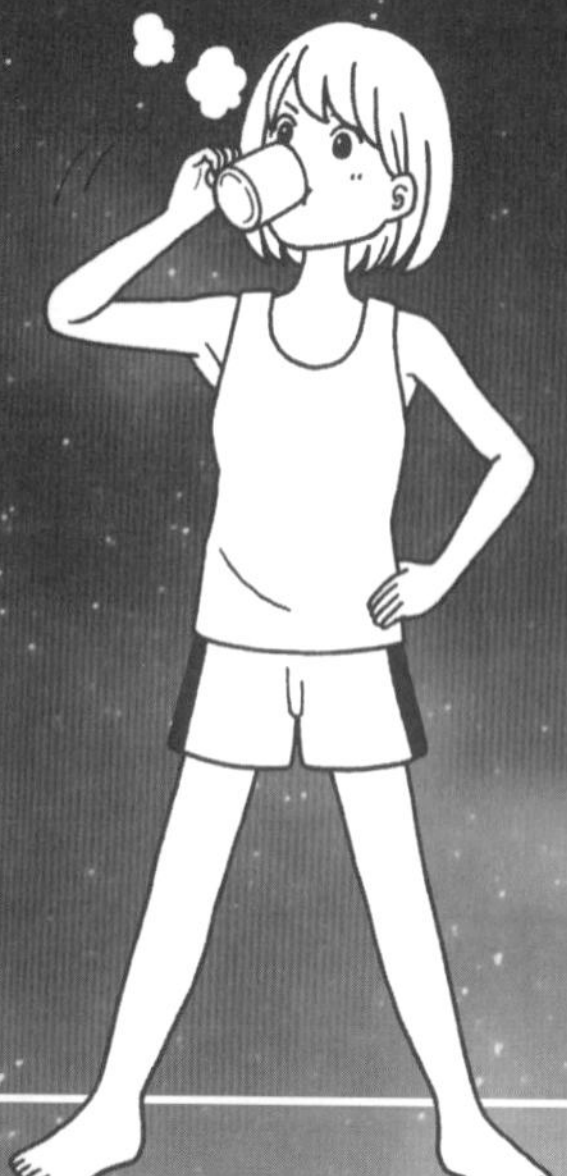

なぜ？ 1

しょうがでらくらくダイエット

体温め効果で一大ブームを巻き起こしたしょうが。昔から漢方にも重用され、P65でもご紹介した人参養栄湯《にんじんようえいとう》にも調合されています。やせ漢方としても有名で、しょうがを加熱することで生まれる**ショウガオールという成分が体温や血流をアップさせ、脂肪燃焼を促進してくれます**。

加熱させることが重要なので、料理に入れて食べるのがおすすめ。紅茶やハチミツしょうがドリンクなど飲み物には、しょうがをレンジで温めてからすりおろしたものを入れるとよいでしょう。

なぜ？ 2

あなたの健康を守るしょうがパワー

生薬としてのしょうがは、生の状態の生姜《しょうきょう》と、蒸して乾燥させた状態の乾姜《かんきょう》に分けられます。**とくに乾姜は体を内側から温め、胃腸を整えて下痢や便秘、腹痛などを緩和する作用があります**。解熱や咳止めの効果もあるので、風邪の治療にも最適。

一方、食欲増進作用もあるので夏場、暑さで食欲不振のときにも役立ちます。生のしょうがは薬味に最高ですが、できれば乾燥させたり、温めたりして、ショウガオールの効果を最大限に引き出して活用してください。

すぐ疲れる人に贈る心の栄養ドリンク♪

しょうがは、女性のお悩みを救う救世主です

ここで
ひと休み

しょうが紅茶も
どうですか?
小さな幸せを
大きく味わいましょう。

PART 3

疲れない生活習慣

しっかり休んでいるはずなのに
なぜかぐったり、動けない……
小さな習慣で、心と体が生まれ変わります

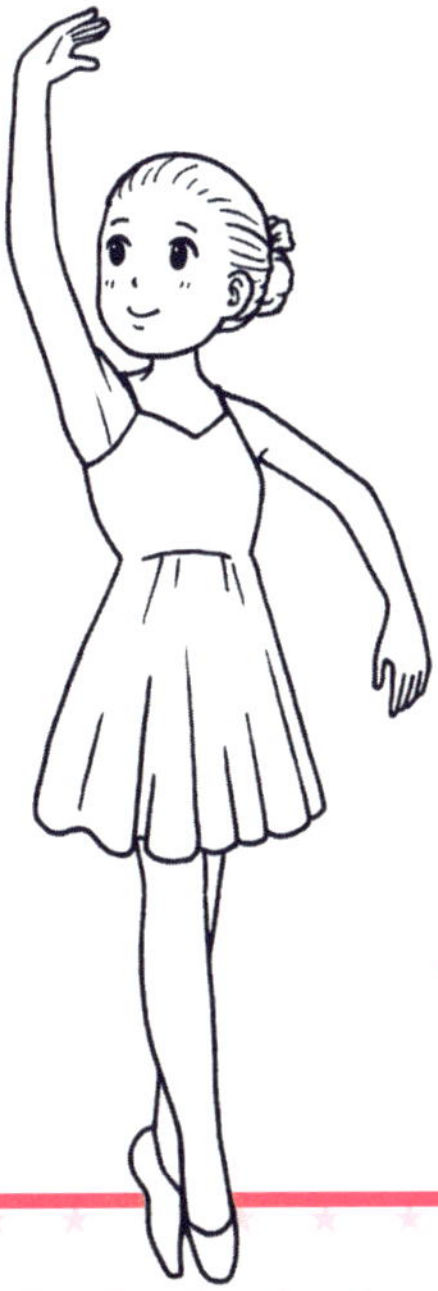

生活習慣 1

疲れたときの即効裏ワザ
今すぐ口角を上げるだけ！

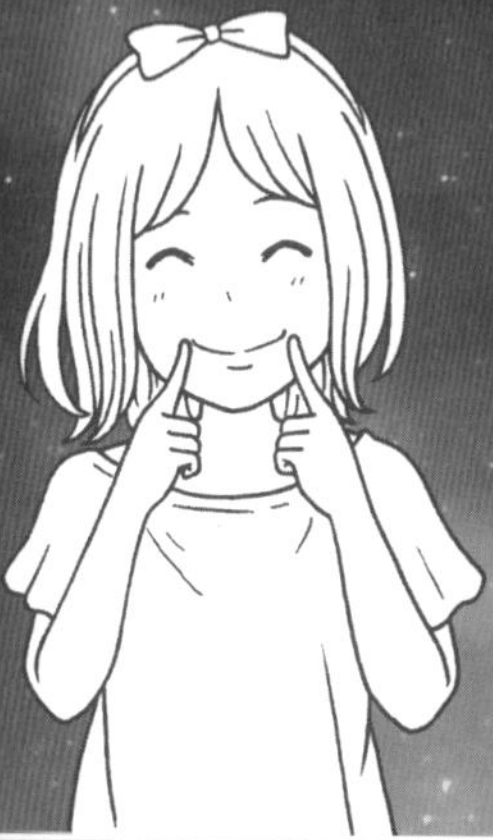

なぜ？1

チョコ2000個分の快楽物質！

フランスの哲学者が記した『幸福論』という本で「幸福だから笑うのではない。笑うから幸福なのだ」という言葉があります。じつはこの言葉は科学的にも証明されていること。心から楽しいと思っていなくても**口角を上げて笑顔を作ると、脳が「楽しい」と勘違いして癒しホルモンのセロトニンや多幸感をもたらす神経伝達物質のエンドルフィンが分泌されます**。

その効果は、なんとチョコレート2000個分から得られる幸福感に匹敵するといわれているのです。

なぜ？2

笑顔で免疫力もアップ

さらに最近の研究で、**セロトニンが分泌されて幸福感をおぼえると腸内細菌のバランスが整って、免疫力がアップすることがわかってきました**。

昨今、「脳腸相関」という言葉が注目されている通り、脳と腸は深く影響しあっています。脳が強いストレスを受けると、腸に信号が送られて腸内細菌のバランスが崩れ、免疫力が低下。結果的にさまざまな病を引き起こしやすくなります。ですから、笑顔を絶やさずにいることは、心身の健康を保つためにも大切なことなのです。

すぐ疲れる人に贈る心の栄養ドリンク♪

作り笑いでもOK！　脳をダマそう！

生活習慣 2

心のモヤモヤがすっきり晴れる、背筋伸ばし

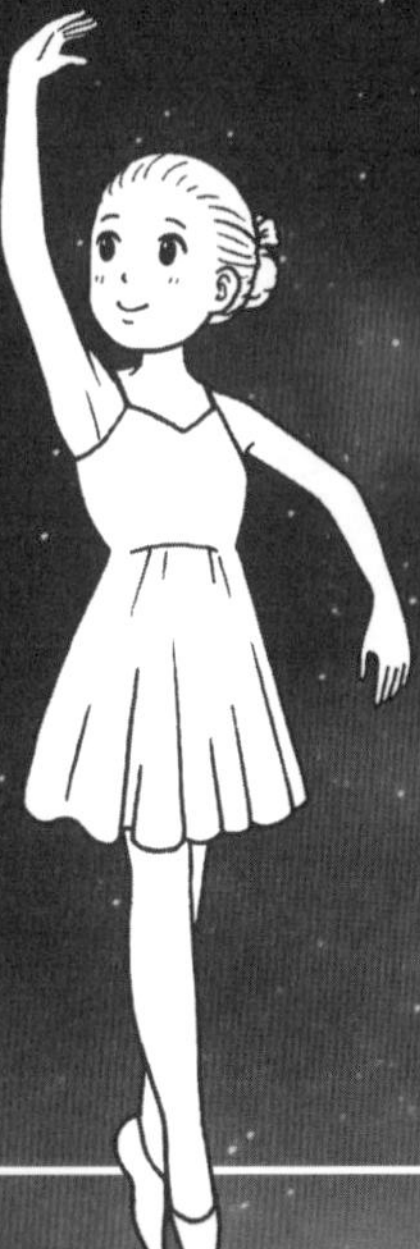

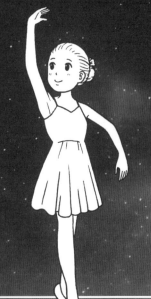

なぜ？ 1

「美姿勢」でストレス撃退効果

アメリカのある研究によると、人は姿勢をよくすると、前かがみなどの悪い姿勢の状態よりもストレスや痛みに耐えやすくなることがわかっています。

よい姿勢とは、顔を上向きにして胸を張っている状態。姿勢を支えるためには背中や腰、お尻などの抗重力筋が活躍しますがここで幸せホルモンのセロトニンが必要になります。**姿勢をよくして抗重力筋を刺激することで、脳内にたくさんのセロトニンが分泌され、ストレスを感じにくい状態を作ることができるのです。**

なぜ？ 2

腹式呼吸でリラックス

背筋を伸ばして、さらに腹式呼吸を行うと、セロトニンの分泌を増やすことができます。**腹式呼吸でゆっくり深く呼吸をすると、自律神経が密集している横隔膜が刺激され、副交感神経が優位になるためです。**

腹式呼吸のやり方がわからない人は、おなかの下のほうが呼吸によってふくらんだり縮んだりすることを意識してみてください。ストレスを感じたときや緊張するような状況に直面したら、背筋をピンと伸ばして胸を張り、ゆっくりと深く腹式呼吸をしてみてくださいね。

すぐ疲れる人に贈る心の栄養ドリンク♪

抗動筋とは、文字通り「重力」に抗う筋肉のこと。

生活習慣 3

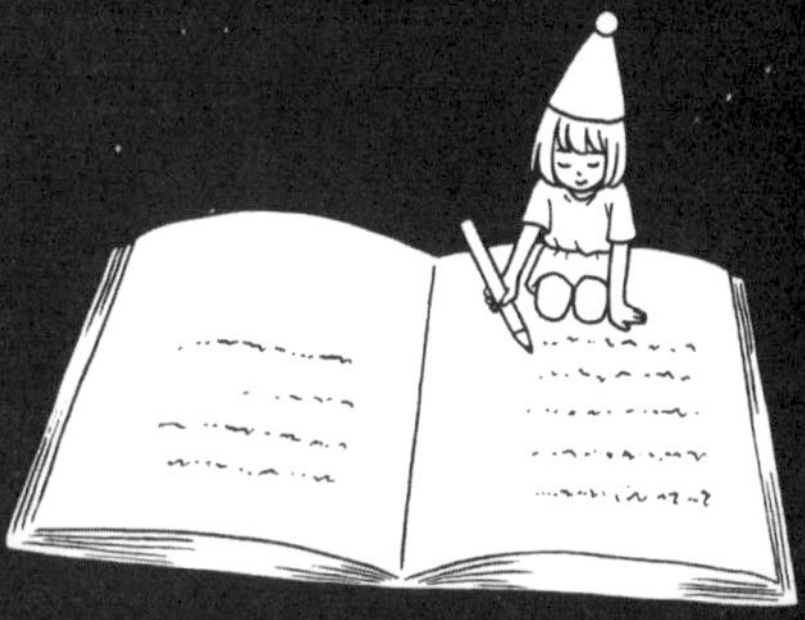

日記未満の
ラフさでOK!
カレンダーに
「自分カルテ」を
書き込むだけで、
疲れが減る！

1 なぜ?

自分だけのカルテを作ろう

日々の疲れや不調を軽減させるのに役立つのが「自分カルテ」です。たとえば、「低気圧の日に頭痛がする」「パスタを食べすぎた翌日は体がだるい」「コーヒーを飲みすぎたら気分が悪くなった」「ワインを飲んだらめまいがした」といった**日々の小さな不調を、その都度書き留めてリストにしていくのです**。不調を書き出すと意外とたくさん出てくるもの。習慣化することで新しい発見があるかもしれません。「自分カルテ」は、自分の体について知る第一歩です。

2 なぜ?

データ集めで不調の原因がわかる

こういった日常生活の小さな不調というのは、気づいてもあまり気に留めていなかったり、忘れてしまいがちです。

気づいたときにしっかりと記録に残すと、**自分の体調に合わない環境や生活習慣、食べ物、飲み物などが明確になっていきます**。そうやって自分の体を認識していくことで「明日は気圧が下がりそうだから、今夜は水分を控えよう（脳圧が頭痛の原因になるため）」といった具合に、あらかじめ疲れやストレスを回避する準備ができるようになるのです。

すぐ疲れる人に贈る心の栄養ドリンク♪

自分の体を知ることが、快適に過ごす近道

生活習慣 4

「私服の制服化」で、毎朝の選ぶストレスを捨ててみる

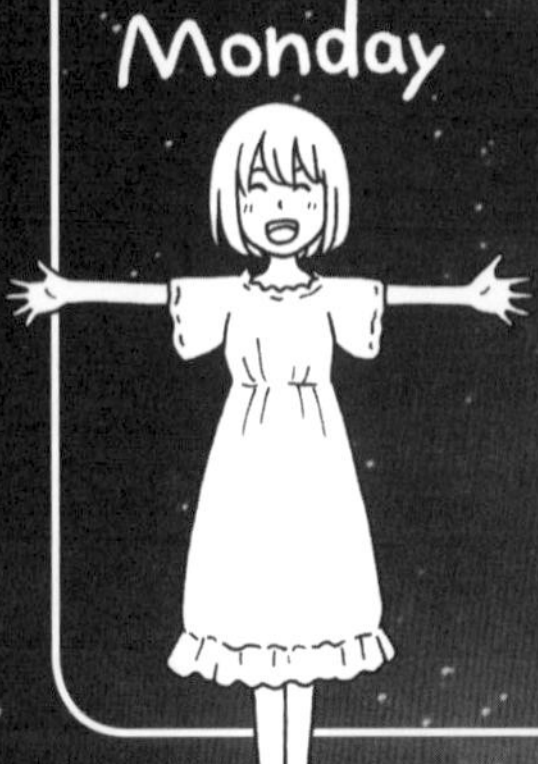

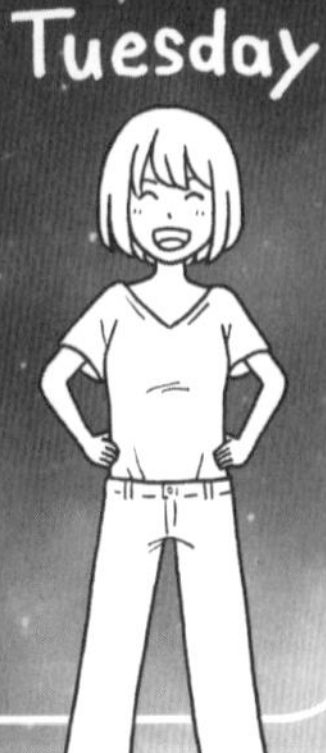

なぜ？ 1

コーディネートの作り置き

アップル創業者のスティーブ・ジョブズ氏は、同じTシャツとパンツをたくさん買いそろえていて、毎日同じコーディネートをしていたことが以前話題になりましたよね。これは毎朝、コーディネートを考える時間が無駄、という発想から来ています。

実際、忙しく時間の限られた朝支度のときにコーディネートを考えなければいけないのは大きな負担です。そこで、コーディネートをあらかじめ何パターンか決めておき、着まわしをするなど、プチ制服化してみると、ストレスが減ります。

なぜ？ 2

ストレスをためない工夫

また、翌日の天気をあらかじめチェックして天気や気温に合わせた服装を夜のうちに決めておくだけでも、朝支度がはるかにラクになります。ある意味当たり前のことですが、こういった少しの工夫が、日々のストレスの軽減につながっていきます。

ほかにも、生活のなかで地味にストレスになっているのかも……ということを思いかえして、改善してみるとよいでしょう。**ものの整理や家事の効率化など、ストレスのもとを自分でコントロールすることも、疲れにくい生活のコツです。**

すぐ疲れる人に贈る心の栄養ドリンク♪

少しの工夫で、疲れにくい生活を手に入れましょう

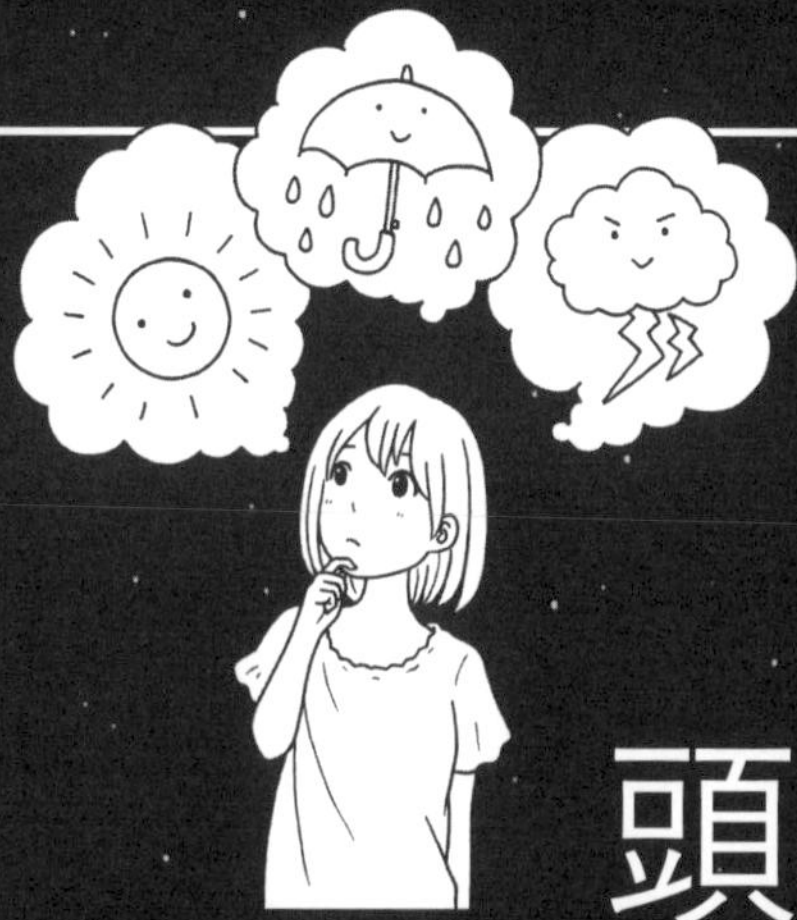

頭痛や
ストレスを
防ぐ、
「天気予報
チェック」
の仕方

なぜ？ 1 そのモヤモヤ、天気痛かも!?

頭痛や体調不良、もやもやしたうつっぽい気分が、じつは気圧の変化によって引き起こされているかもしれないということをご存じですか？　**これは天気痛という症状で、日本でも約10人に1人が悩まされているといわれています**。これまでほとんど認知されてこなかったため、〝よくわからない体調不良〟で片付けられてしまっていたのです。

しかし、天気痛にも対処法や適した漢方薬などがあります。今までよりずっと快適な毎日が送れるようになりますよ。

なぜ？ 2 頭痛やめまいを防ぐ習慣

では、どう対処すればいいのでしょうか。まずは自分で日記をつけて不調を感じた日と具体的な症状を記しておきます。頭痛を記録できるスマホのアプリもあるので活用してみてください。

記録することで自分の体の不調と天気の法則性がわかってきます。「雨の日は頭痛がひどい」「曇りの日は気分がうつっぽい」という具合です。**あらかじめ翌日の天気予報を確認して、症状が出そうだなと思ったら漢方薬を飲む、体を温める、お風呂で発汗するなどの対処を行いましょう**。

すぐ疲れる人に贈る心の栄養ドリンク♪

天気痛のメカニズムがわかればもうツラくない！

敏感な人ほど要注意！

天気痛には水分&塩分調節

気圧の変化による頭痛やむくみ、めまい、体調不良、うつ症状などに苦しむ人は、日本全体でおよそ１０００万人にものぼるといわれています。

原因は急激な気圧の変化で体の水分調整ができなくなり、体液のめぐりがとどこおったり、耳の内耳が反応して自律神経がストレスを感じ、痛みや不調を引き起こしたりするため。思い当たる人は低気圧の前日は体を温めて水分や塩分の摂りすぎを控えて。運動や長風呂での発汗で余分な水分を排出するほか、水のめぐりをよくする食材（ハトムギ茶、きゅうりの酢の物、豆類、根菜の煮物など）も積極的に摂るとよいでしょう。

その頭痛、天気のせいかも！

しんどいときの対処法

漢方薬もおすすめ

五苓散 〈ごれいさん〉

利尿作用に優れていて、体内でとどこおっている余分な水分を排出してくれます。またおなかを温める働きもあるので、天気痛の予防・改善に最適です。

六君子湯 〈りっくんしとう〉

水分代謝を改善する働きがあり、むくみやだるさの改善にも効果的。体を元気にし、やせ型で冷え症の人や胃腸が弱い人にもおすすめの漢方薬です。

内耳マッサージ

［やり方］

両耳の耳たぶを上、下、横に向けて5秒ずつひっぱります。さらに、ひっぱったままぐるぐると5回まわすと効果的。紙コップに蒸しタオルを入れて耳たぶを隠すように当てて温めるのも効果があります。

生活習慣 6

ジムに行くより、そうじが最高。心と体が整う「家事トレ」

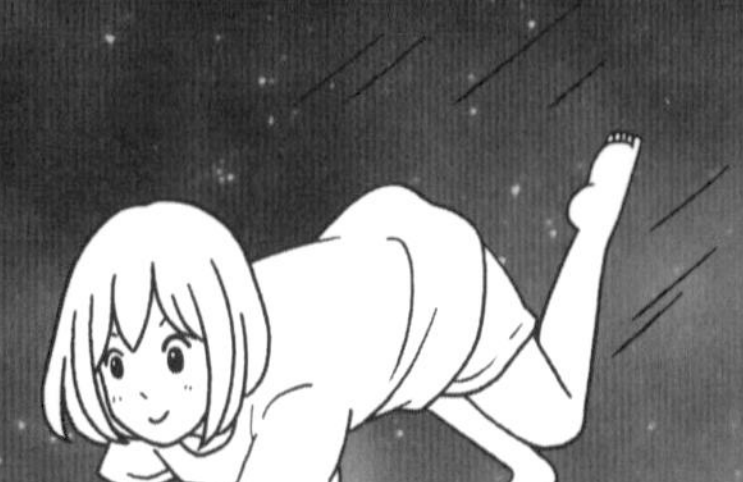

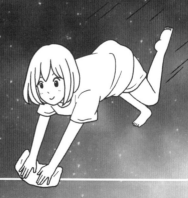

なぜ？ 1

NEAT（非運動性熱産生）でダイエット効果

NEATとは、運動以外の生活活動で消費されるエネルギーのことで、メタボリックシンドロームや糖尿病を予防できると話題です。具体的には、生命を維持するために必要な基礎代謝や仕事、家事、日常生活での動作などがあげられます。

運動で消費するエネルギーは約0～5%。一方、NEATで消費するエネルギー量は25～30%で、運動の5～6倍に当たります。運動が苦手な人や忙しくて運動する時間が取れない人などは、こまめに体を動かすほうがずっと効率がよいのです。

なぜ？ 2

歩数計アプリで楽しく習慣化

日常生活でやらなければいけない家事や習慣をこなすだけで、健康になってダイエット効果もあるなんて、もうこれは実践するしかないですよね！

行う際には、歩数計アプリを使ってみてください。家事でどれだけエネルギーを消費したかなどが目に見えてわかり、やる気にもつながるので継続の助けにもなります。

階段の上り下りや買い物など、好きな家事や生活習慣で、こまめに動くように心がけて。少しの工夫でNEATは簡単に増やすことができます。

すぐ疲れる人に贈る心の栄養ドリンク♪

わざわざジムでがんばる必要はありません！

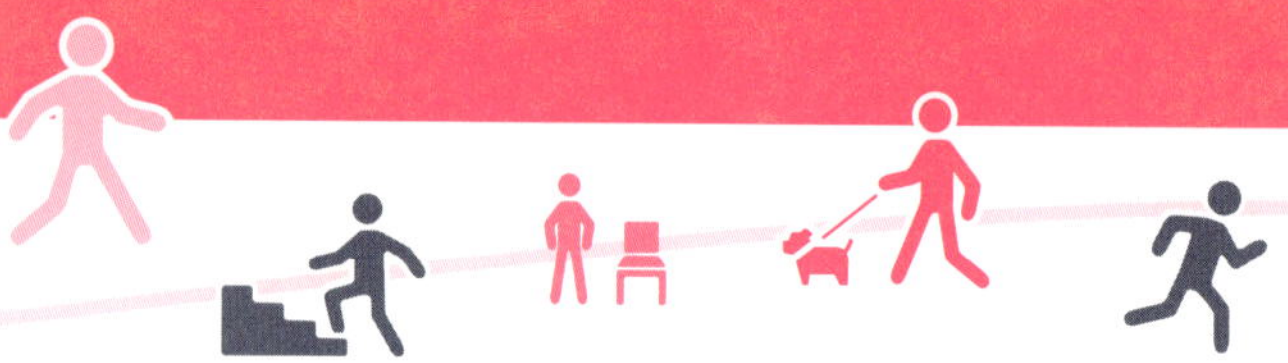

もう疲れない&太らない!
ラクラクNEAT活用法

日常生活のなかでNEATを増やす機会は、たくさんあります。洗濯、そうじ、料理、犬の散歩、ゴミ出しなどの家事や仕事、通勤、子どもの送り迎え、子どもの世話、買い物のための移動、階段昇降、駅までの歩行などです。

それぞれの生活活動で、いつもよりも少しこまめに動くだけで、1日のトータル消費カロリーはぐっと増えてきます。

また、仕事の帰り道で、ひと駅手前で降りて歩いてみたり、エレベーターではなく階段を使ってみたり、といった工夫も効果があります。自分の実践しやすい家事や習慣で試してみてくださいね。

家事でも
体脂肪が
燃える!

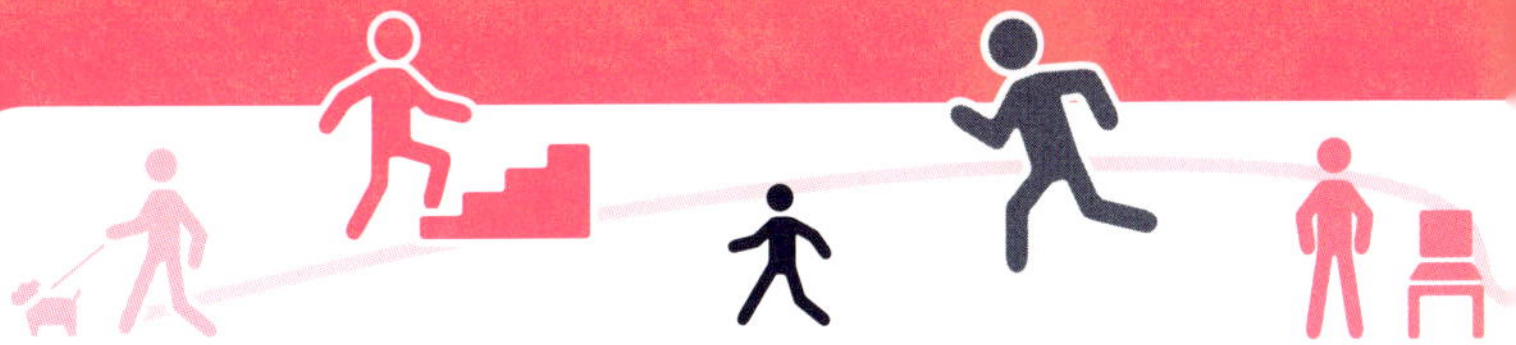

体脂肪がどんどん燃えるNEAT

- □ 通勤電車中では空席があっても座らない
- □ 通勤ではバスや電車のひと駅分を歩く
- □ エレベーターを使わず、階段を使う
- □ 職場でのコピー取りやファックスは、自分で行う
- □ トイレは、階段を使ってほかのフロアーへ行く
- □ 昼食は、あえて遠くの店へ行く
- □ 仕事でもプライベートでも、用事があれば自分から出向く
- □ 背すじを伸ばして歯みがきをする
- □ ごろ寝でテレビは見ない
- □ 食事はひと口ずつよく噛む
- □ 床の雑巾がけをする
- □ 電化製品はリモコンを使わず、あえてスイッチまで動く
- □ ペットと散歩する回数を増やす

ジムで運動するより
ずっと効果大ですよ！

生活習慣 7

シミ、しわ、ニキビは
鏡を見ない、
気にしない

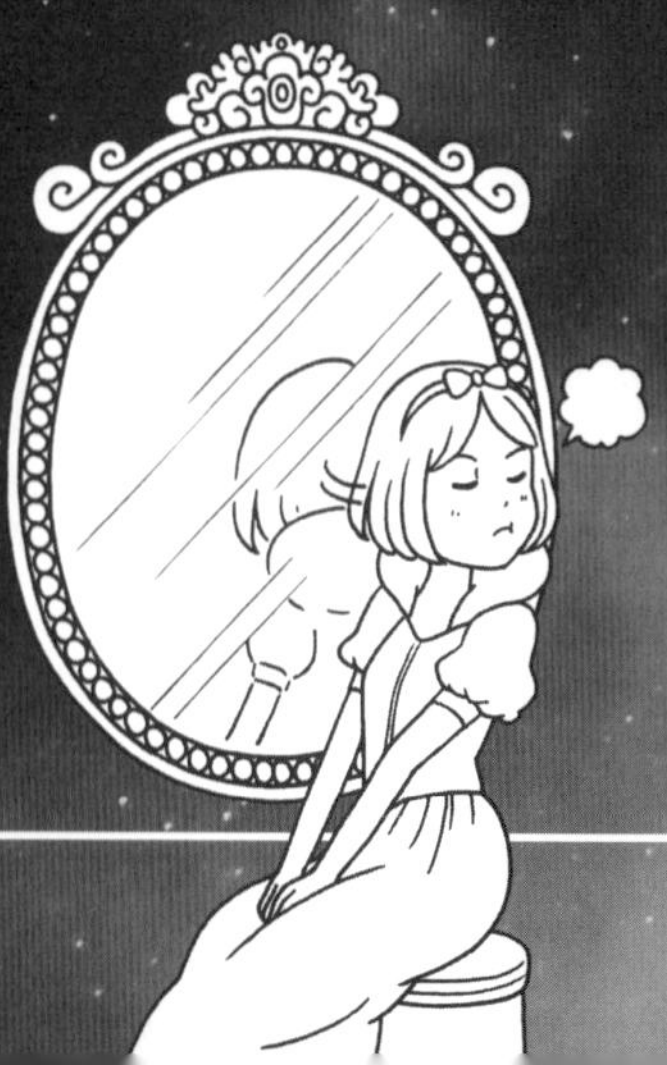

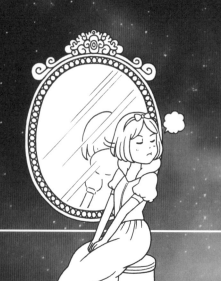

① なぜ？

気にすると逆に増える！

私のクリニックには、肌荒れやシミなどで悩む患者さんがよくいらっしゃいます。私はまず「鏡を見ないでください」とアドバイスしています。

実際、ニキビやシミなどを気にすれば気にするほどストレスになってしまいます。そして**ストレスホルモンのコルチゾールが分泌され、さらにニキビやシミが増えていくという悪循環に陥ってしまうのです。**お肌に悩みがあるときは鏡からできるだけ遠ざかり、ストレスホルモンを分泌させないようにしましょう。

② なぜ？

気にしないことがアンチエイジング

気にしすぎが悪循環を産む、という話は老化現象についても同じことがいえます。いちいち鏡を見て「しわが増えた」「シミが増えた」と数えていたら、ストレスでますます老け込んでしまうでしょう。それよりも「自分は若い！　キレイ！」と気持ちを前向きにして生活すべきなのです。

ポジティブな感情は、セロトニンやドーパミンを分泌させるため、アンチエイジングにもつながります。前向きな気持ちで過ごすことが、若さと美しさを保つ秘訣なのかもしれません。

すぐ疲れる人に贈る心の栄養ドリンク♪

ポジティブ思考が美しさの秘訣です

生活習慣 8

究極の美容オイル！ ホホバオイルで女を上げる

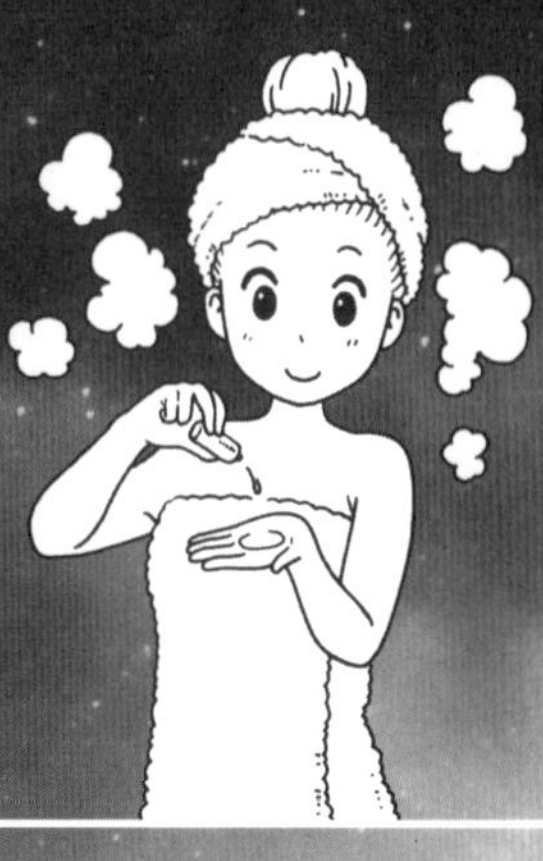

なぜ？① ホホバオイルが絶賛される理由

ホホバオイルは、砂漠に生息するホホバの種子を原料とするオイル。保湿力に優れ、さまざまな美容効果を持つため根強い人気があります。**各種ビタミンや必須アミノ酸など豊富な栄養分に加え、ワックスエステルという優秀な保湿成分が含まれていて、肌に塗ると表面に膜を張り、潤いを閉じ込めます。**

肌トラブルの予防改善のほか、髪に栄養と潤いを与え紫外線によるダメージもブロックしてくれるなど、女性にとって非常に有益なオイルなのです。

なぜ？② ホホバオイルの上手な使い方

ホホバオイルには、低精製のゴールデンオイルと、精製度の高いクリアオイルの2種類があります。ゴールデンオイルはクリアオイルよりも栄養価が高いですが、不純物がそのまま残っている場合があり、肌の弱い人には負担になる場合があります。

なお、ホホバオイルは劣化しやすいので、開封後は早めに使い切りましょう。また10度以下の環境では固まってしまうのであたたかい場所で保管する必要があります。免疫力が低下している際は肌トラブルになる場合があるので、注意しましょう。

すぐ疲れる人に贈る心の栄養ドリンク♪

ホホバの力を借りて、お肌をプルプルに！

生活習慣

9

落ち込んだときは、「そわかの法則」

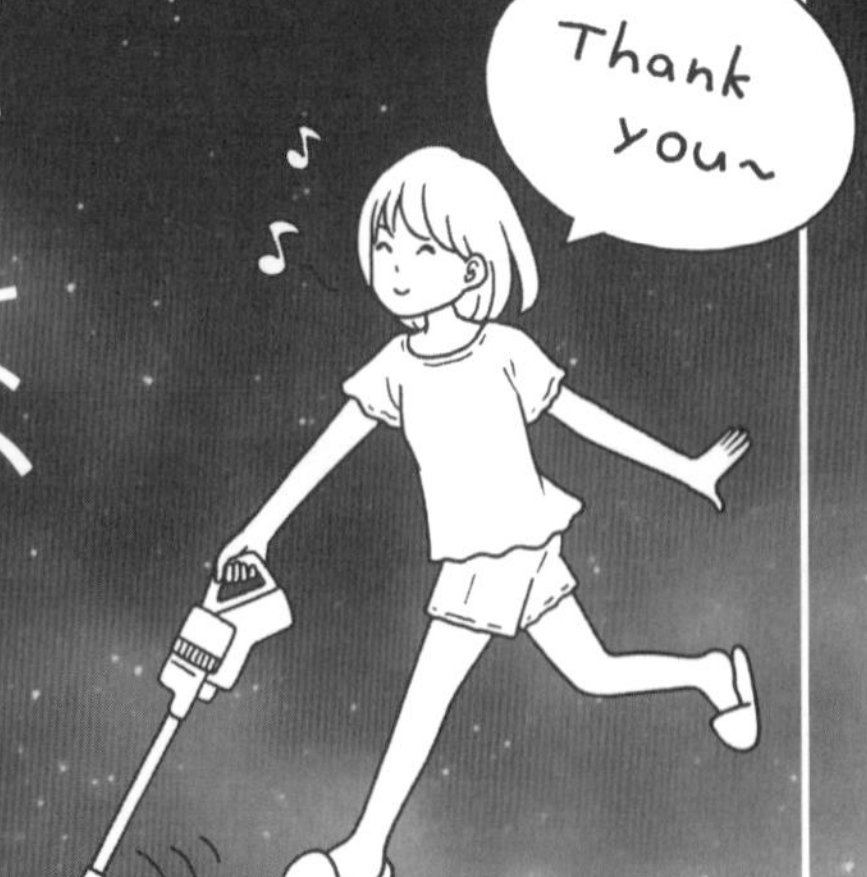

なぜ？ 1

「そうじ・笑い・感謝」でうまくいく

そわかの法則とは「そうじ」「笑い」「感謝」の頭文字を集めた呼び名。この3つをすすんで行っている人に幸運がやってくるという考え方です。

みんなが嫌がるそうじを率先して行い、いつも笑顔でポジティブなエネルギーを発し、人に感謝の気持ちを絶やさない。私も日常生活で実践しています。

落ち込んだときにこそ、この「そわかの法則」を実践してみましょう。自然とネガティブな思考をはね返して、前向きな気持ちになっているはずですよ。

なぜ？ 2

心をみがくと外見も美しくなれる

「そわかの法則」と同じく、人間性をみがくということが、まわりまわって自分自身を助けてくれると私は考えています。

いつも私が患者さんにもお伝えしていることが3つあります。**「上品であること、素直な心を持つこと、物を大切にすること」**

精神的なことのように思えますが、この3つを実践すると、じつはダイエット効果もあるのです。エンドレスの〝ながら食べ〟やおやつのドカ食いといった行動がなくなり、心もおだやかに。実践した方々がみな美しくなっていくのです。

すぐ疲れる人に贈る心の栄養ドリンク♪

心が重いときこそ、笑顔で「ありがとう」！

生活習慣 10

さわやかになれる魔法のパワーワード「それじゃ！」

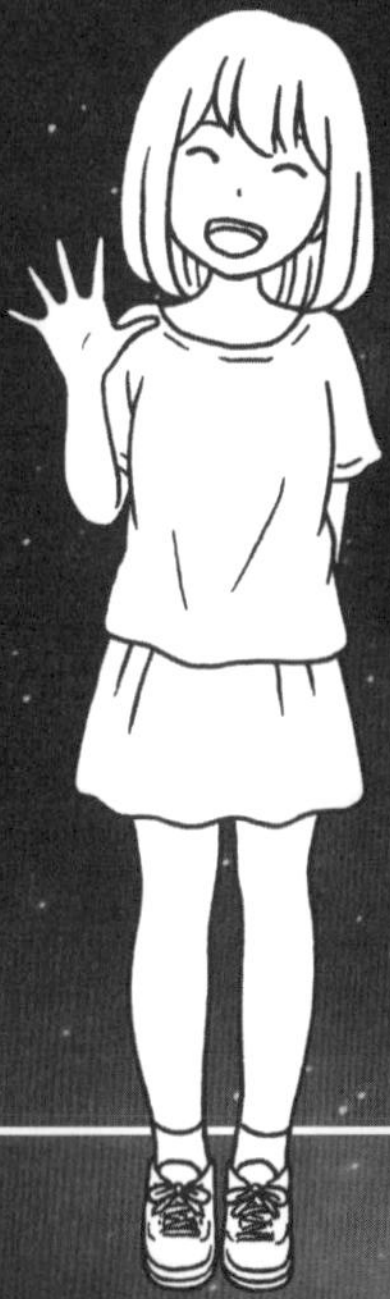

なぜ？ 1

感じよく距離をとるために

私はよく、別れ際に笑顔で「それじゃ！」と言うようにしています。これは、さわやかに切り上げることのできる魔法の言葉。生きていればだれだって好きな人、苦手な人、あまり話したくない人など、いろいろな人に接しなければいけません。この言葉なら、好きな人との別れ際にもさわやかですし、**話を切り上げたいときにもネガティブな感じを出さず、好印象のまま終わらせることができます**。終わりよければすべてよし。去り際の印象がよければ、相対的にその後の印象もよくなるものです。

なぜ？ 2

好感度アップにヘビロテ推奨！

この便利なパワーワードは、「それじゃ、そうしましょう」「ありがとう、それじゃ失礼します！」など、使い方は自由自在。「それじゃ」を入れるだけで、急な会話の切り上げを相手に感じさせずにすみます。

私は、P157でご紹介する「さしすせそ」も組み合わせて使っています。「さすがですね、すごいですね、センスがいいですね」を繰り返したあと、「それじゃ！」で切り上げます。**会話のうまい終わり方を知っていると気持ちがラクになりますよ。**

すぐ疲れる人に贈る心の栄養ドリンク♪

「さしすせそ」との併用で苦手な人との会話も気がラクに！

ここで
ひと休み

ため息が出たら、
それ、
深呼吸に
変えちゃいましょう。

PART 4

疲れない働き方

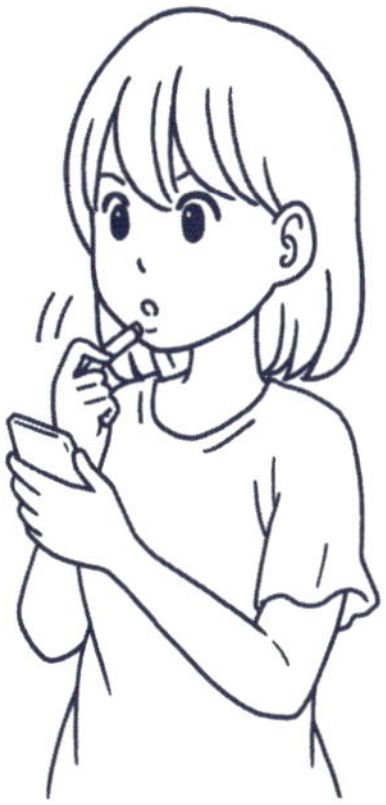

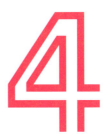

がんばりすぎてもうヘトヘト……
それ、脳が疲れているせいかも!?
オフィスでできる
スッキリ術を大公開！

働き方 1

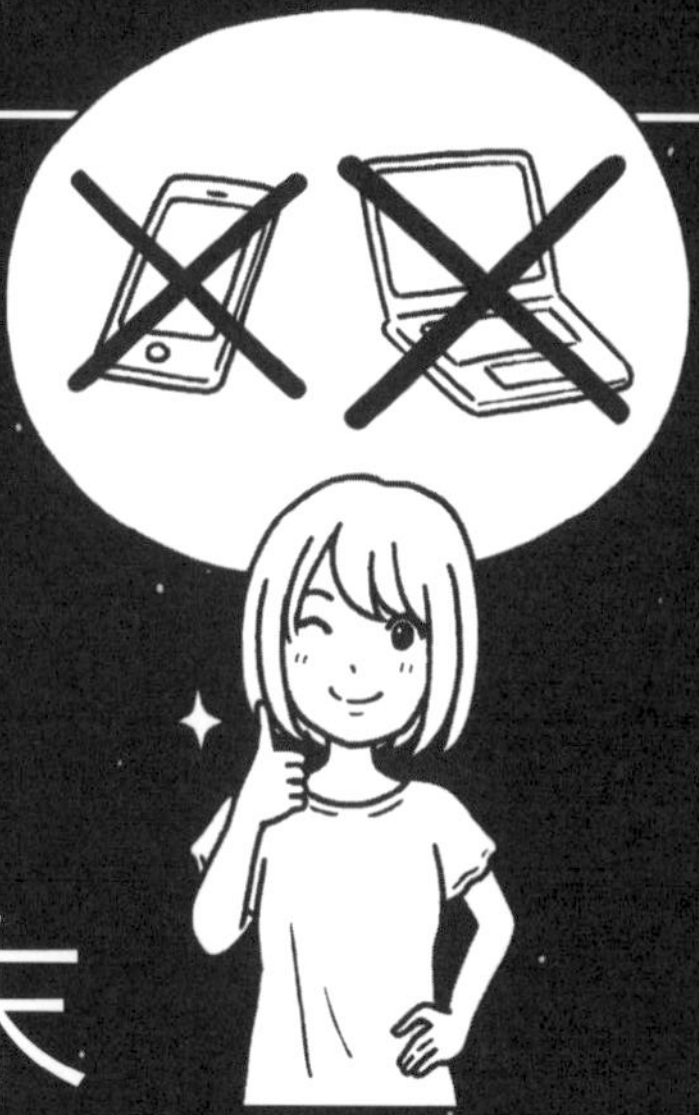

週末スマホ断食で、心も体もリセット

なぜ？ 1

休日は疲れた脳を休ませよう

インターネットやスマホが普及した現代では、私たちの脳は日々たくさんの情報にさらされ続けています。**脳は情報を受け取っているかぎり思考を止められず、疲労が蓄積していくのです。**仕事のない休日もついスマホを長時間見てしまう人は多いと思いますが、どこかで脳を休めなければ平日のパフォーマンスにも悪影響を及ぼします。

そこで、週末はスマホ断食を決行すべし。インターネットや電話、メールも可能なかぎり見ず、脳の電源をオフにして。意識的に脳を休ませることが大切です。

なぜ？ 2

現代人は前頭葉が疲れすぎている

知覚、随意運動、思考、記憶など人間の高次機能を司っている脳の前頭葉。日中活動している間はこの前頭葉が酷使され続けています。**前頭葉で慢性疲労の状態が続くと、判断力・集中力の低下やうつ症状などさまざまな弊害を生んでしまいます。**

スマホ断食などによるデジタルデトックスをすれば、前頭葉を意識的に休ませることができます。さらに余力があればマインドフルネス瞑想で、前頭葉にある前頭前野の活動をストップさせてみて。脳の休息度をアップできます。

すぐ疲れる人に贈る心の栄養ドリンク♪

意識的に脳を休めて、慢性疲労と決別！

働き方 2

「比べる病」が
一番心を病む。
人間関係は、
上も下もナシ。
物事に
○も×もナシ。

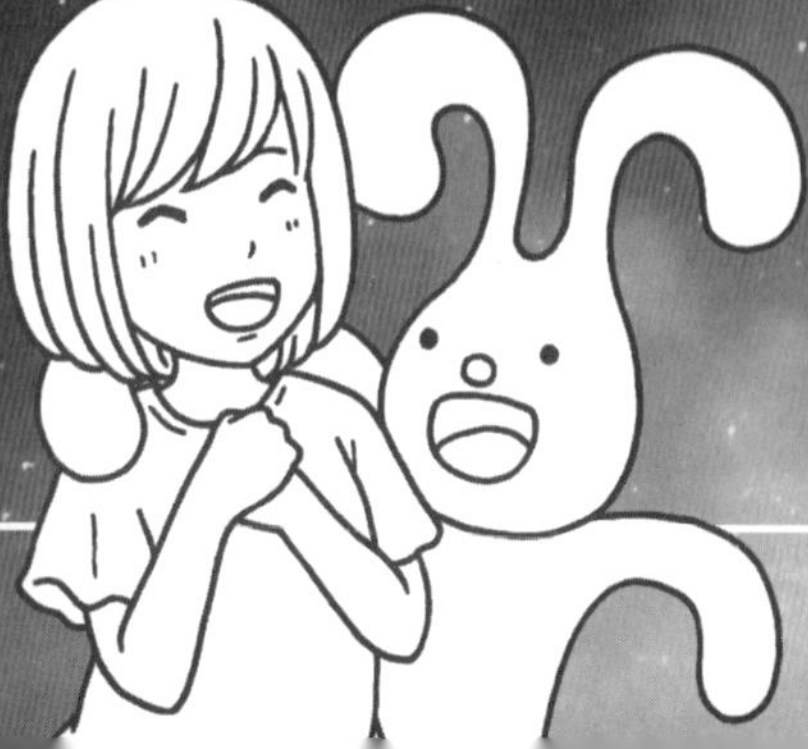

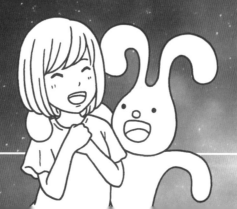

なぜ？ 1

社長も後輩も同じ態度で接する

私は普段から目上や目下に関係なく、フラットな目線で相手に向き合うよう心がけています。自分より年配の先生と接するときでも、変にへりくだったりせず対等に接します。**萎縮せずに堂々とふるまったほうが相手からの印象もよくなるのです**。

一方、後輩だから、嫌いな相手だからと偉ぶったり、自分勝手な態度をとったりすれば、自分自身がストレスを受けることになります。ランク付けでしか対人関係を考えられなくなり、結局は自分が疲れはててしまうのです。

なぜ？ 2

マウンティングは自分に返ってくる

地位や能力、年収などで、自分より上、下、とランク付けをするのは、頭の中で相手をマウンティングし、自分もマウンティングされている状態です。**マウンティングは劣等コンプレックスのある人が抱きがちな思考**。劣等感があるために「相手にかなわない」「相手より優れている」とランク付けせずにいられなくなるのです。

この思考に陥ると自分も周囲からランク付けされていると感じ、大きなストレスとなります。ランク付けをやめれば自分も人間関係もラクになるのです。

すぐ疲れる人に贈る心の栄養ドリンク♪

人を裁かない。自分のことも裁かない

働き方 3

心がさざ波を立て始めたら、「10秒ボディスキャン」

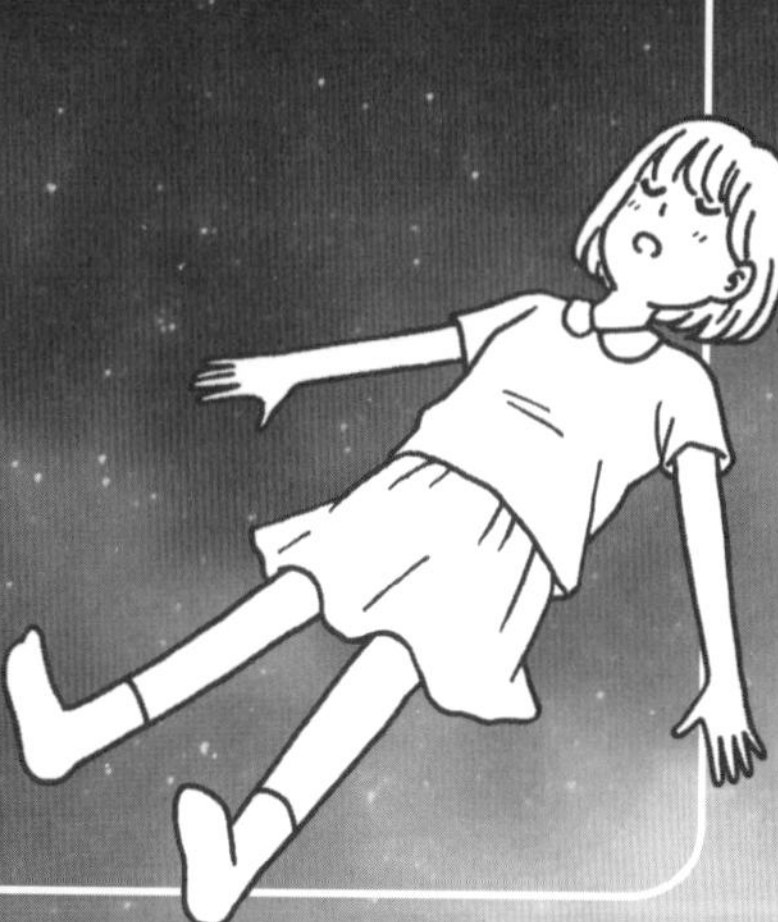

なぜ？ 1

自分の緊張や疲れを認識できる

ストレスや心身の疲労を解消する方法のひとつに、マインドフルネス瞑想があります。**なかでもおすすめなのが「ボディスキャン瞑想」。自分の体に意識を集中させ、知らず知らずに蓄積している体の疲れた部分をチェックしていくというもの。**

忙しい人ほど、特定の部分に負荷がかかって疲労がたまりやすい傾向があり、疲労や緊張に気づかないままほうっておけば健康に不調をきたす可能性も。定期的にボディスキャンを行って体からのメッセージを受け取り、心と体の過緊張をほどいて。

なぜ？ 2

マインドフルネスイーティングもおすすめ

悩みが消えないときにおすすめなのが、**食事に集中することで余計な思考を排除する「マインドフルネスイーティング」**。

たとえばブロッコリーを食べるときに、ひと口の重さ、におい、舌で感じる食感、固さ、食道を通る感覚、胃に落ちる感覚、と五感を働かせながら食べます。後悔や不安などのネガティブな思考にとらわれたら、食事のひとつひとつの感覚に意識を集中させ、堂々めぐりから脳と心を解放してあげましょう。食事のスピードも遅くなるので、ダイエットにも効果的です。

すぐ疲れる人に贈る心の栄養ドリンク♪

プチ瞑想をうまく使って、心を解放させましょう

今すぐ！どこでもできる！プチ瞑想「ボディスキャン」

疲れ・イライラが消える！

マインドフルネスとは、意図的に〝今〟に意識を向け、余計な思考を頭から排除する瞑想法です。

ここでは体と心に向き合うことのできる「ボディスキャン」のやり方をご紹介します。

まずは目を閉じて、頭頂、眉毛、目、肩……と自分の体を上から順に細かくスキャニングし、力が入っている場所や不快感のある部位がないか確認していきます。違和感を感じたり、重さを感じたりする部分があったら、そこは普段から自分が疲れやすい部分ということ。意識的にケアして、疲れを取ってあげましょう。

自分と向き合うボディスキャン

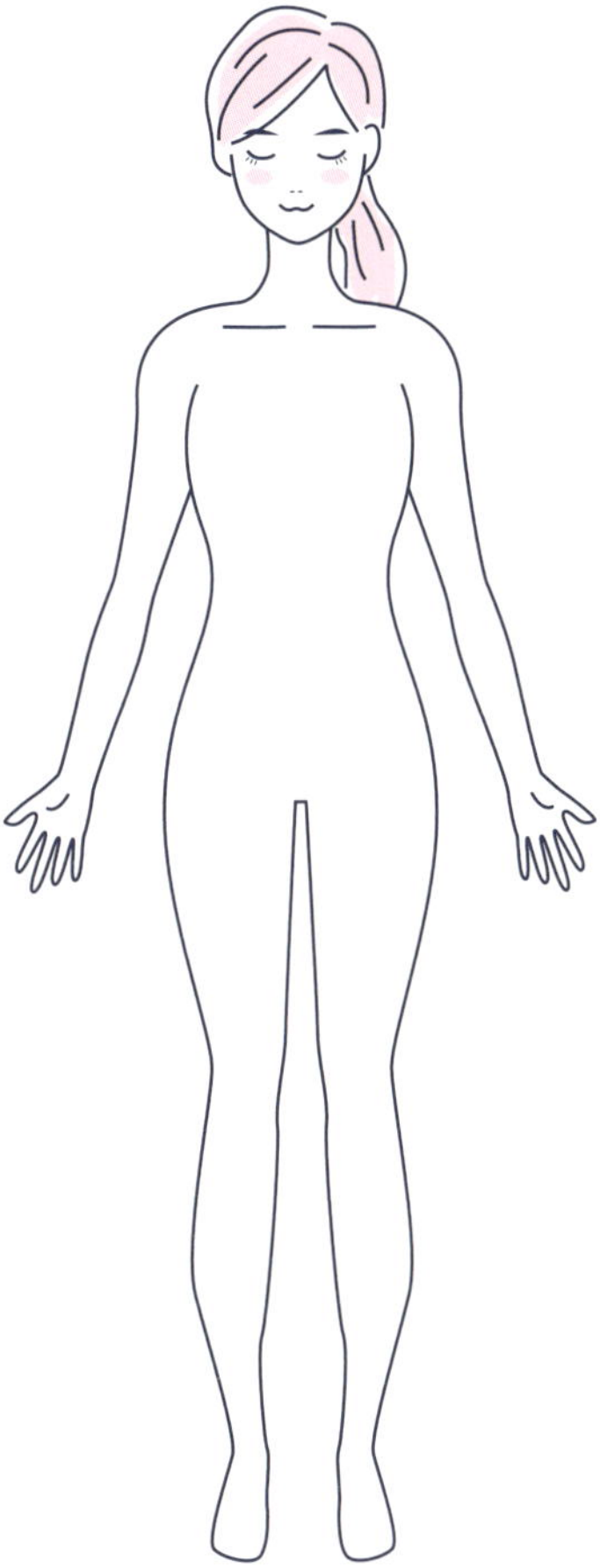

1. 足を肩幅に開いて、リラックスして立つ。または椅子に座る。
2. 背筋を伸ばして心地よく呼吸し、軽く目を閉じる。
3. 頭頂から太陽の光や懐中電灯の光が入ってくるのをイメージする。
4. まずは頭部をスキャンして、皮膚や髪の感覚を意識する。
5. 重く不快な感覚をおぼえたら過緊張がある証拠。呼吸とともに吐き出すイメージで。
6. 同様に両目、鼻、口周りとそれぞれの感覚を意識しながらスキャンしていく。
7. さらに、首、両肩、胸、背中、お尻、脚と全身を順にスキャンして不調を探る。

働き方 4

デキる人こそ
青いノートで
集中力アップ

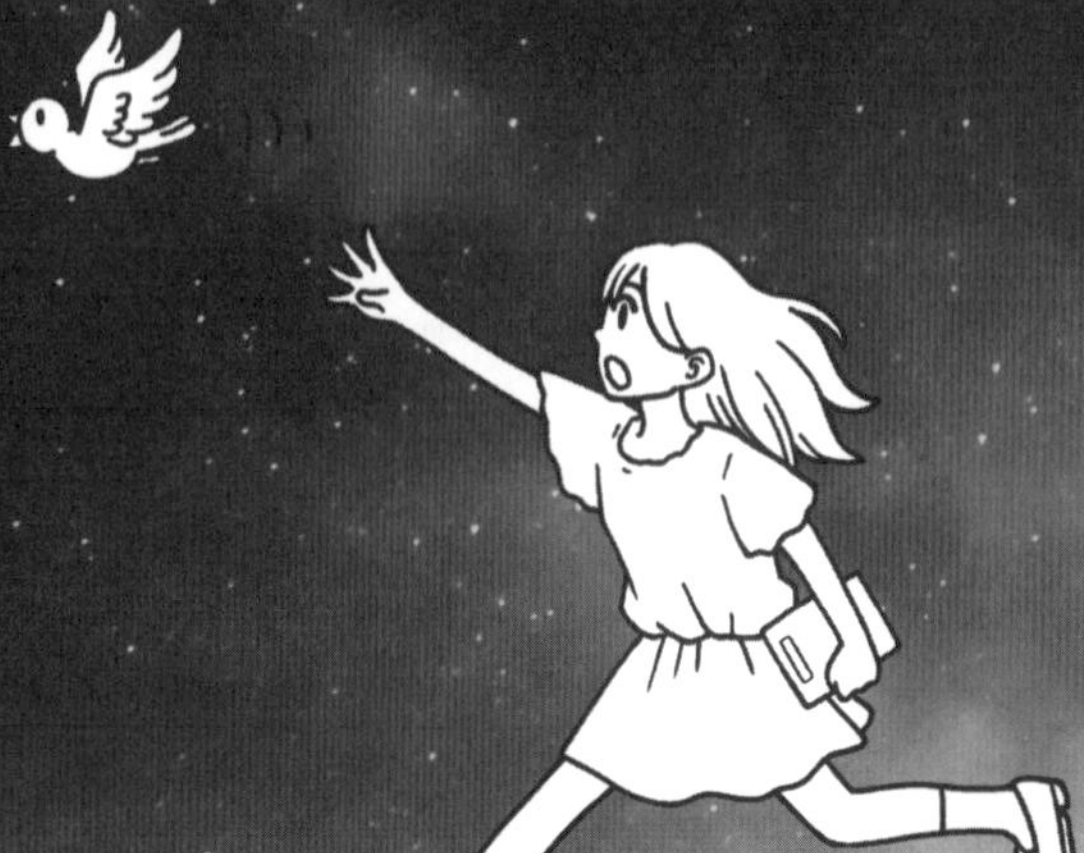

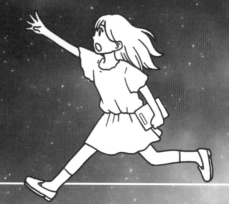

なぜ？ 1

文房具は青でセロトニン効果をGET

色は、私たちの思考や心理、行動に多大な影響を及ぼしています。これは色彩心理学でも証明されていること。

とくに、**青色は神経伝達物質のセロトニンを分泌させて、集中力を高める効果があるとされます**。仕事中に目にする文房具やデスクトップには青色が最適です。

逆に、避けたい色は赤色。赤色は危険を連想して不安感をあおったり、攻撃性を増したりする効果があります。興奮作用もあり、脈拍や血圧が上がって集中力を妨げるおそれもあるのです。

なぜ？ 2

青いお皿でドカ食いストップ

青色を見ることで分泌されるセロトニンには、食欲を抑える効果もあります。また、青色自体が自然界の食材に存在しない色なので、ダブルで食欲抑制効果が期待できるのです。空腹でドカ食いしてしまいそうな日には、青色の食器を使うとセロトニンがたくさん分泌されて、食べすぎを抑えることができます。ほかにも黄緑色や紫色、赤紫色にも食欲減退効果がありますが、食べ物がまずそうに見える場合もあるので、食器ではなくランチョンマットなどに取り入れてみてもよいでしょう。

すぐ疲れる人に贈る心の栄養ドリンク♪

青色を使って脳を上手にコントロール！

働き方 5

目が疲れたら、かんたんマッサージで、瞳キラキラ

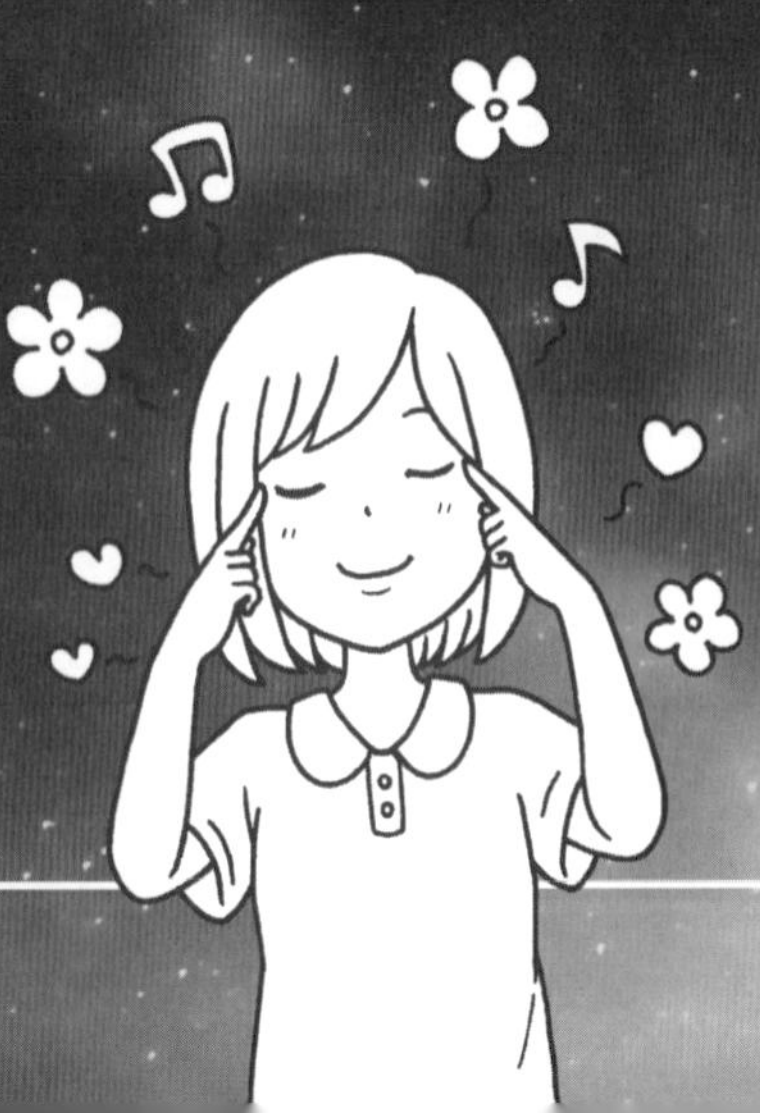

なぜ？ 1

まぶたを閉じて上下左右に目を動かす

現代人の多くはPCやスマホのスクリーンを長時間見る環境にあり、慢性的な眼精疲労を抱えています。**眼精疲労は脳にも疲れを及ぼし、判断力、思考力、集中力に悪影響をもたらします**。

目の疲れを感じたら、目を閉じて、まぶたの上から優しく押し、眼球を上下左右に動かしてみましょう。簡単かつ短時間ですっきりできるマッサージです。目の疲れが取れると脳への負担も減るので、集中力の継続にも効果大。長時間作業の際は1時間に1回程度行ってみるとよいでしょう。

なぜ？ 2

毛様体筋をほぐせば目の疲れがスッキリ

スマホやPCなどのスクリーンを至近距離で長時間見続けると、目のピント調節を行っている毛様体筋が酷使されて硬くなります。**毛様体筋は、目のレンズの役割を果たす水晶体の厚さを調節しているため、疲労で硬くなるとピントが合わなくなり、老眼のように近くが見えづらくなるのです**。

上記の目の疲れを取るマッサージは、毛様体筋をほぐす効果があるので、スクリーンを長時間見た後には定期的に行ってください。目の負担を緩和させれば作業効率もアップします。

すぐ疲れる人に贈る心の栄養ドリンク♪

目の疲れをケアして、脳への負担も軽減

3 飢点（きてん）

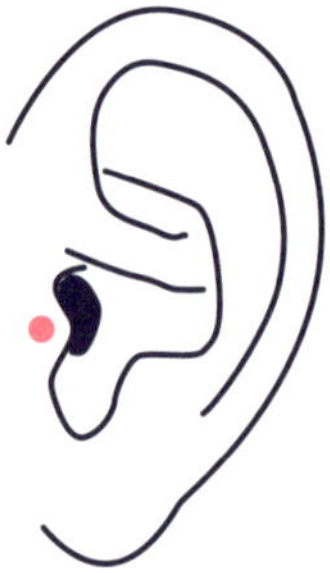

食欲を抑えてくれるツボ。食事前に押すと腸の動きがよくなってきます。

場　所：耳の前の小さなふくらみのやや下にあるツボ。
押し方：食事の15分くらい前に、人差し指を左右の飢点に当てて1〜2分くらい押しましょう。

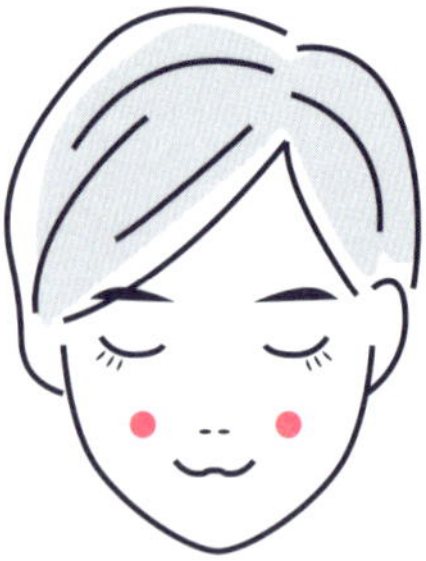

4 巨りょう（こりょう）

ほうれい線に効くツボ。リフトアップ（しわ・頬のたるみ）に効果的。

場　所：小鼻の外側と黒目からまっすぐ下に引いた線が交わるところ。
押し方：人差し指のはらを使って、軽く5秒間押し、ゆっくりと離す。左右同時に5回繰り返しましょう。

5 間使（かんし）

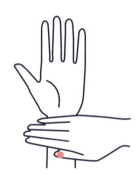

おなかが張って苦しいとき、間使を押せば腸の動きが活発になります。

場　所：手首の内側のしわから手前に、指4〜5本をそろえて置いたとき、親指のあたるところ。
押し方：親指を間使にあて、残りの指で腕を支えるようにしながら、2〜3分ずつゆっくり押しもみます。両手首で行いましょう。

デスクでも電車内でも！

疲れに即効♪ かんたんマッサージ

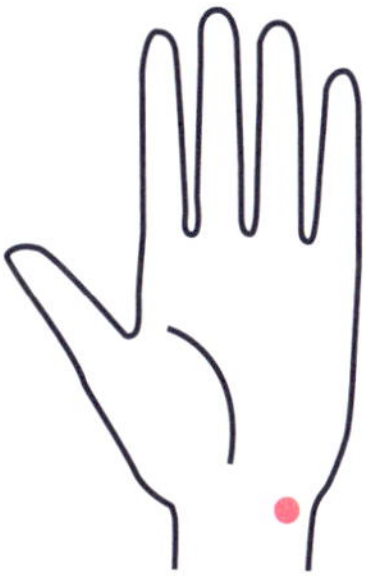

1 神門（しんもん）

精神的な緊張をほぐし、イライラや不安感をしずめてくれるツボ。

場　所：手首内側の横じわの小指側の少しくぼんだ場所にあります。
押し方：親指を神門にあて、残りの指で手首をつかみます。少し強めに30回程度押します。

2 合谷（ごうこく）

頭痛や肩こり、体全体の調子に効果的なツボ。自律神経を整える効果も。

場　所：手の甲にある親指と人差し指の骨が交差するところ、人差し指側。
押し方：反対の手の親指で少し痛みを感じるくらい強めに押しましょう。両手それぞれ30回ずつ。

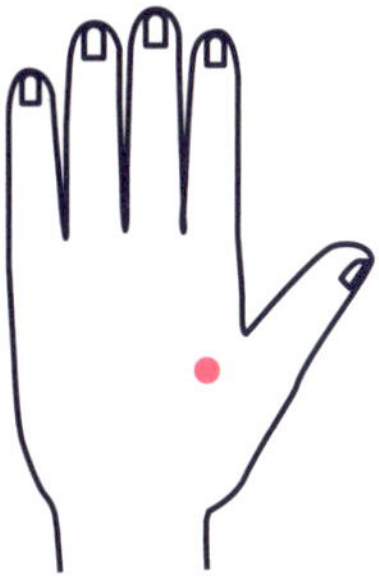

6

思考がぐるぐる堂々めぐりになったら、〝左手歯みがき〟

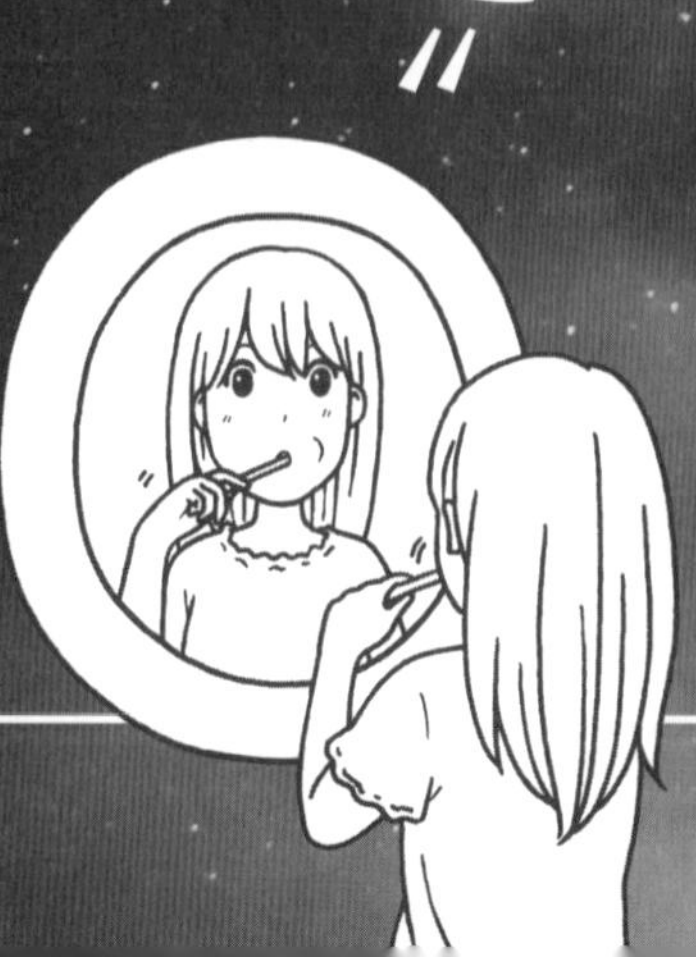

なぜ？ 1

左手をうまく使って右脳を活性化させる

脳は、左右で異なる機能を司っています。**左脳はおもに言語系の情報を、右脳はイメージや情感を中心とした非言語系の情報を処理しています**。

たとえば仕事の企画出しで煮詰まったり、考え事で疲れたりしたら、右脳に刺激を与えることができる左手で、意識的に動作を行ってみましょう。右脳が活性化することで、新しいアイディアが浮かびやすくなり、打開策が見つかる確率もアップ。

左手を意識的に使う方法は、プロスポーツ選手の練習にも使われています。

なぜ？ 2

左手歯みがきで脳も体もリフレッシュ！

ただし右利きの人にとっては、左手でお箸を持ったり、文字を書いたりするのは難しいことですよね。そこでおすすめなのが歯みがき。右利きの人でもやりやすく、会社でもランチ後の習慣にしている人も多いので、実践しやすいのです。

仕事中に煮詰まったら左手を使って歯みがきをしてみましょう。**デスクから離れて体を動かすことも体や脳のリフレッシュになり、短時間で右脳を活性化することができます**。デスクに戻る頃には、新しい解決策が浮かんでいるかも？

すぐ疲れる人に贈る心の栄養ドリンク♪

右脳を活性化して、仕事の効率をアップ！

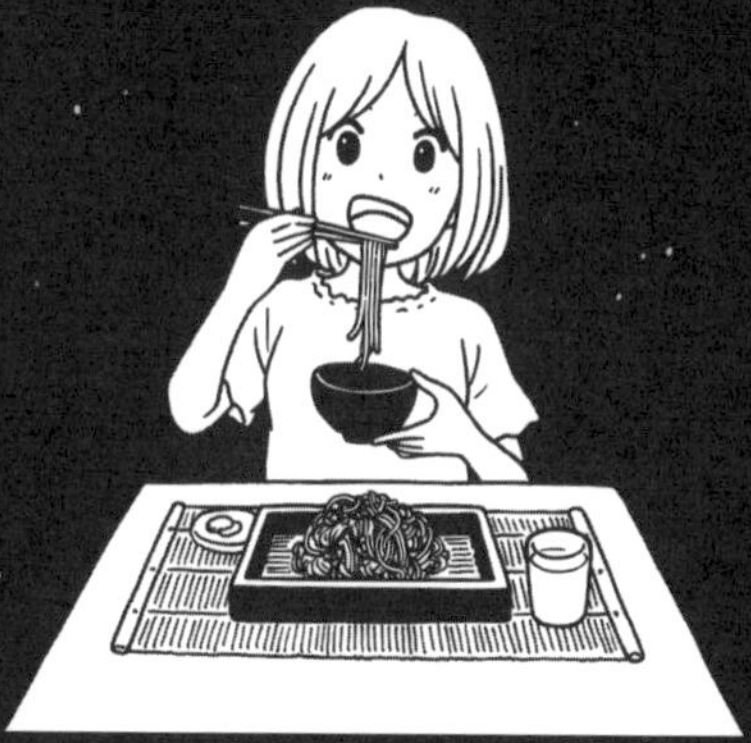

もう
眠くならない！
ランチは
おそばで、
気分スッキリ

なぜ？ 1

ランチは賢く低GI食品を選ぶ

ランチでたらふく食べてしまうと、会社のデスクに戻る頃には眠気が襲ってきますね。これは食後の血糖値が急激に上がり、脳に充分な血液が行き渡らなくなるため。

こうした血糖値の上昇を防ぐのに有効なのが、低GI食品です。**「GI」とは食後血糖値の上昇度を示す指標のことで、低GI食品は健康にもいいと注目を集めています**。代表的なのが、そばや玄米、大豆食品など。とくに朝ごはん抜きでランチを食べる際は、血糖値の急上昇を防いでくれるそばなどをチョイスして。

なぜ？ 2

栄養ドリンクには要注意！

バタバタしていて、朝も昼も食べていない。でも一気にエネルギーを摂りたい！というときに、栄養ドリンクを飲む人は多いと思います。確かに栄養ドリンクは一気に血糖値を上げてくれるので、飲んだ後、瞬間的に頭が冴えてエネルギーがみなぎる感覚になります。しかし、**血糖値が急上昇すると体は血糖値を下げようとしてインスリンをたくさん分泌するため、血糖値は急激に下がり、栄養ドリンクを飲む前よりも疲れてしまいます**。低GI食品で自然な栄養補給を心がけて。

すぐ疲れる人に贈る心の栄養ドリンク♪

疲れや老化を防ぐには血糖値を乱高下させないで！

小さなラッキーを呼び込みたいなら、服・コスメ・ランチ、なんでもいいから１日ひとつマイナーチェンジする！

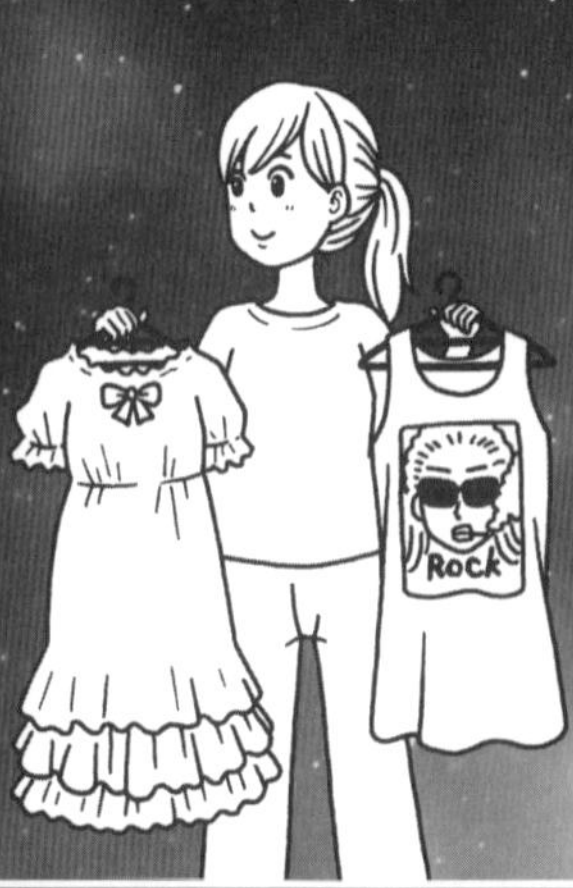

なぜ？1

やる気ホルモンの「ドーパミン」効果

新しいことにチャレンジするときや新しい洋服を着ている日って、ワクワクした気持ちになりますよね。

これは脳内で神経伝達物質のドーパミンが分泌されているため。ドーパミンはやる気のもとで、脳内で幸福感や快感を増幅させます。人がギャンブルにはまってしまうのも、このドーパミンによるもの。ドーパミンは気に入ったものや好きなことなら、ちょっとしたことでも分泌されます。

毎日ひとつでも変化を取り入れてみれば、ハッピーな1日が過ごせるでしょう。

なぜ？2

ゲーム感覚で毎日少しだけ変化を

たとえば、いつもより少し遠出して、行ったことのないお店でランチしてみたり、持っている服で新しいコーディネートに挑戦してみたり。自分の好きなことで、毎日なにかひとつでも、**マイナーチェンジしてみればドーパミンが分泌されて、幸福感がアップします。**ドーパミンが分泌されていると、表情や雰囲気も明るくなって目がキラキラしてきます。

瞳の輝きや満ち足りた表情は、美しく魅力的な女性に大切な要素です。今日からでも、ぜひ試してみてくださいね。

すぐ疲れる人に贈る心の栄養ドリンク♪

小さな変化が、毎日の大きなハッピーに！

働き方 9

運動不足な人は、たったコレだけやればOK「その場20秒スキップ」

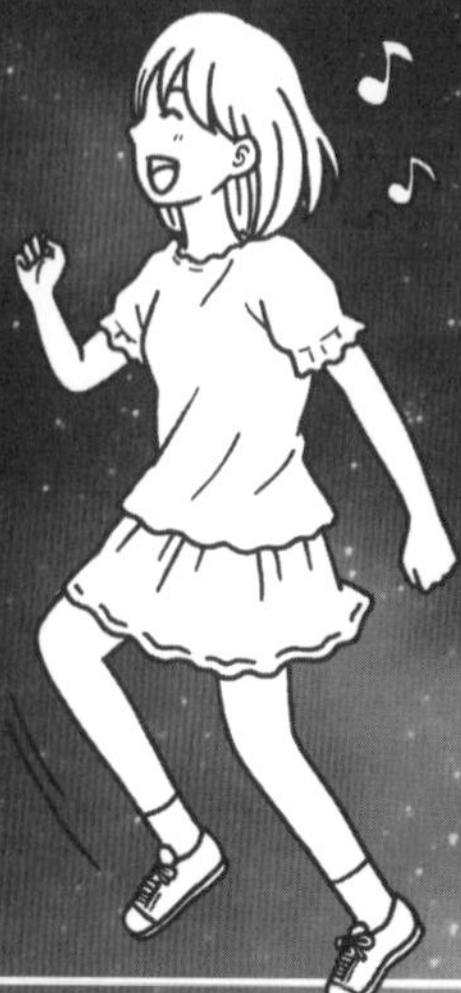

なぜ？ 1

座りっぱなしは血液ドロドロのもと

オフィスワークでは、長時間椅子に座ったまま作業をするという人が多いでしょう。**じつは、長時間座り続けると健康に悪影響を及ぼし、死亡リスクを高めることがわかっています**。人は立ったり、歩いたりすることで、全身の筋肉が活性化し、血流が促進され、細胞内での代謝が盛んになるのです。ところが座りっぱなしだと、全身の血流や代謝が停滞。血液がドロドロになって、狭心症や心筋梗塞、脳梗塞、糖尿病などさまざまな恐ろしい病を引き起こす原因になってしまうのです。

なぜ？ 2

血流アップでアンチエイジング

座りすぎは、老化を早める原因にもなります。家でリラックスしているときや長時間のオフィスワークの際は、意識的に動くようにして、歩く時間を増やしましょう。

さらに、**20秒のスキップを行うと全身の血流が一気に促進されます**。アンチエイジングのためにも、家の廊下や会社の人がいないタイミングを見計らって、効率的に血流アップを狙ってみて。見つかったらご愛嬌！　移動の際はエレベーターではなく階段を利用して、体や脚の筋肉を積極的に使うのもよいでしょう。

すぐ疲れる人に贈る心の栄養ドリンク♪

たった20秒で全身の血流が促進！

働き方 10

オフィスのおやつは、ハイカカオチョコが正解

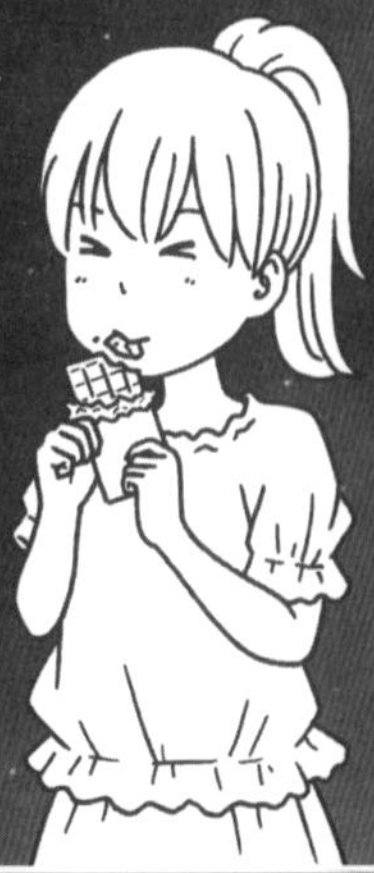

①なぜ？

チョコレートは女子の味方!!

チョコレートは、アンチエイジングをはじめとしたさまざまな健康・美容効果を持つ、女性の心強い味方です。原料であるカカオには、抗酸化作用のあるカカオポリフェノールが非常に多く含まれており、肌や細胞など全身にダメージを与える活性酸素の働きを抑制してくれます。**具体的な効能としては、血圧低下や動脈硬化予防、美容効果、脳の活性化、便通促進など。**カカオポリフェノールの1日摂取目安は200〜500mgなので、数回に分けて適量を食べましょう。

②なぜ？

キーワードはカカオ「70％以上」

最近では、カカオ含有量が70％以上あるハイカカオチョコレートがブームになっています。普通のミルクチョコレートに比べて糖分が少なく、栄養分が豊富なため、カロリーや血糖値の面でも健康的。さらに**ハイカカオは、血管を広げて血流促進作用のあるテオブロミンも豊富に含んでおり、美容効果が高いといわれています。**

ただしハイカカオでも摂りすぎれば、肥満や老化の原因になるので注意が必要。最近では低GIチョコレートなども販売されているので、活用してみましょう。

すぐ疲れる人に贈る心の栄養ドリンク♪

ハイカカオの低GIチョコが最強！

働き方 11

人付き合いの極意。だれからも好かれる女《ひと》の、「さしすせそ」

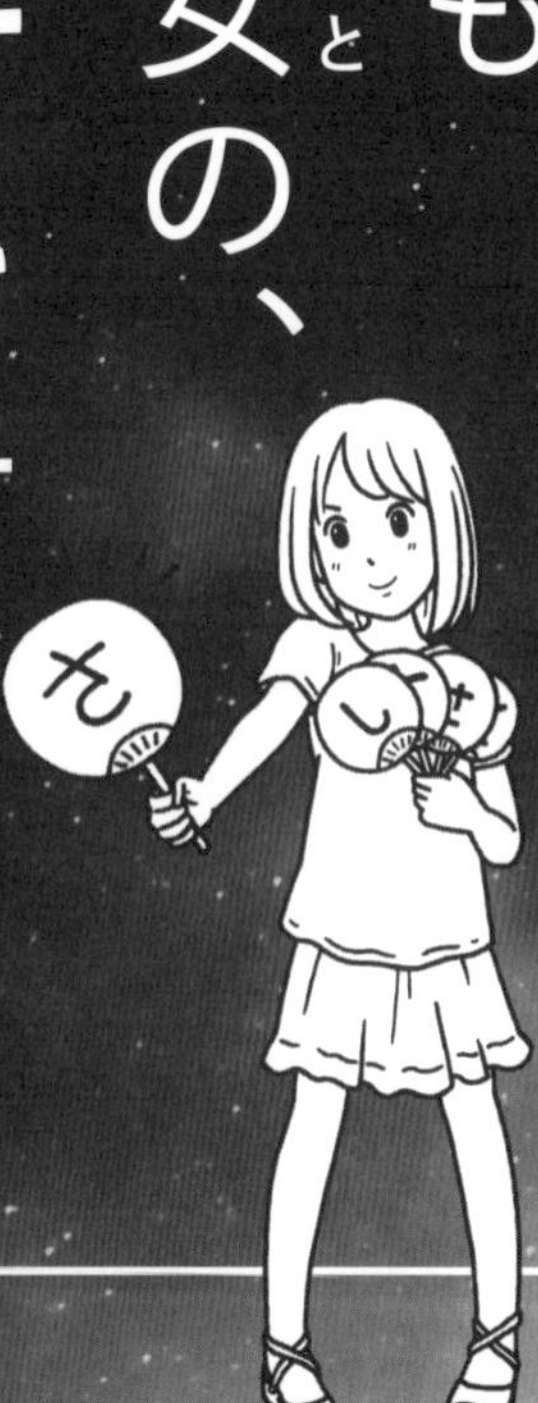

なぜ？ 1

ストレスをためない人との付き合い方

話が長い人や自分のことばかり話す人、気が合わず苦手な人。彼らのペースにいちいち合わせていたら、ストレスがたまって大変です。私はそういう人との会話には「さしすせそ」で対応しています。

「さすがですね」「知らなかった」「すごいですね」「センスがいいです」「そうなんですね」という魔法のような返しです。

多弁な人は承認欲求が強いため、ほめてあげれば満足してくれます。また苦手な人に対しても笑顔で「さしすせそ」の対応をすることで、感じよく会話ができます。

なぜ？ 2

苦手な人は「神様」と思ってみる

私は苦手な人を、あえて「神様」と思うようにしています。どんな相手でも神様と思って見ると、尊い存在で、意味のあることを言っているように感じられるからです。相手を下に見ると「時間の無駄」「なぜこんな人の話を聞かなければいけないのか」とイヤな気分になるばかり。結局は自分にストレスがたまっていきます。

ちょっとした気持ちの切り替えで、人との会話は楽しい時間にも苦しい時間にもなります。好き嫌いで判断せず、どんな相手にも敬意を持って接したいものですね。

すぐ疲れる人に贈る心の栄養ドリンク♪

好き嫌いは、自分を追いつめる原因に

働き方 12

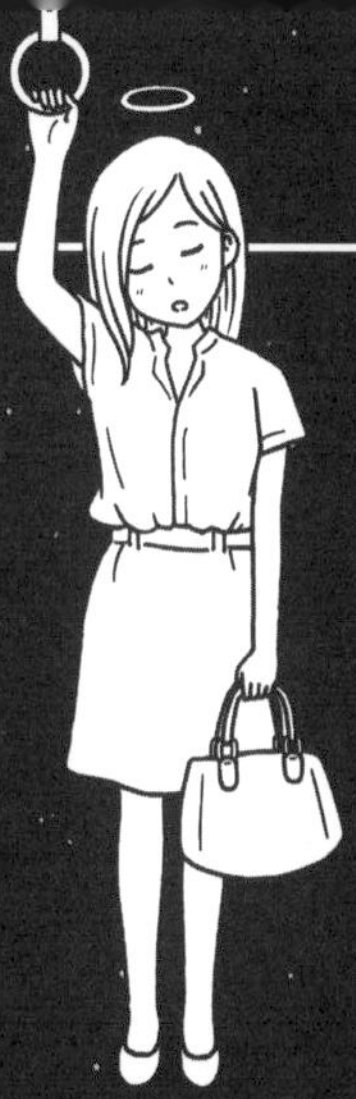

がんばりすぎて もうダメ！疲れた！と思ったら、「いったん死んだふり」がおすすめ

なぜ？ 1

遅れそうな朝は通勤電車で〝死んだふり〟

私は、悩みで悶々としている人がいたら、「一度死んだと思ってみて」とアドバイスしています。たとえば、朝の通勤電車で遅刻しそうなとき、時計やスマホを何度も見て、「間に合うか、間に合わないか」と悶々とするくらいなら、いったん目を閉じて「死んだ！」と思ってみてください。

「自分は死んでこの世から消えた」と思うことができたら、悩みもどうでもよく思えてきます。考えても解決しないことをいつまでも考えていても無駄ですし、ストレスがたまるだけ。一度試してみてくださいね。

なぜ？ 2

時には「他人事」と考えるのが正解

「自分は死んだ」と思うと、不思議と次の瞬間にはいろいろなことが客観的に見られるようになります。死んでしまったら自分はこの世からいなくなるわけですから、自分が人からどう思われるかも気にならなくなります。

主観的に感じていた悩みや問題から一歩引いて、まるで他人事のようにその問題を俯瞰して見ることができるようになるのです。驚くほど気が楽になって、冷静にその問題や悩みに向き合えるようになります。とても簡単な離脱方法です。

すぐ疲れる人に贈る心の栄養ドリンク♪

「死んだふり」で悩みを一気にリセットできます

働き方

13

お気に入りの勝負リップを持ち歩く

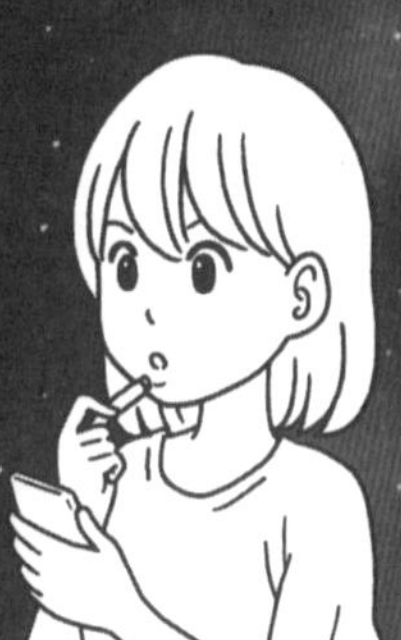

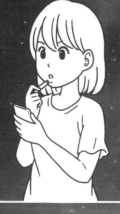

1 なぜ？

気持ちの切り替えスイッチを作ろう

仕事のプレゼン前や大事な約束の前、緊張に打ち勝ちたいときには、勝負下着ならぬ、勝負リップを塗る習慣をつけてみましょう。お気に入りの色のリップを塗ると、気分的に少し自信がつくような感覚になりますよね。そのとき、**脳内ではドーパミンが分泌されているため、前向きになって、自分に喝を入れることができるのです**。

簡単なので、いつでもどこでも実践できます。落ち込んだときや気分が乗らないときの気持ちの切り替えにも活用してみてください。

2 なぜ？

アスリートのルーティンにも使われています！

こうした意識的な気持ちの切り替えは、スポーツ選手の間でも活用されています。たとえば、野球選手がグラウンドに入るときに左足から踏み出したり、イチロー選手がプレイの前に必ず屈伸したりするといったルーティンも同じ。**緊張によるプレッシャーを取り払い、集中モードに切り替えるためのスイッチとして活用しているのです**。

気持ちの切り替えになって、気軽にできることならなんでもOK。自分にとってより効果の高いものを探して、使ってみてください。

すぐ疲れる人に贈る心の栄養ドリンク♪

お気に入りのリップで、自信と強さを手に入れよう！

心が伝わる「座る位置」を知っておく

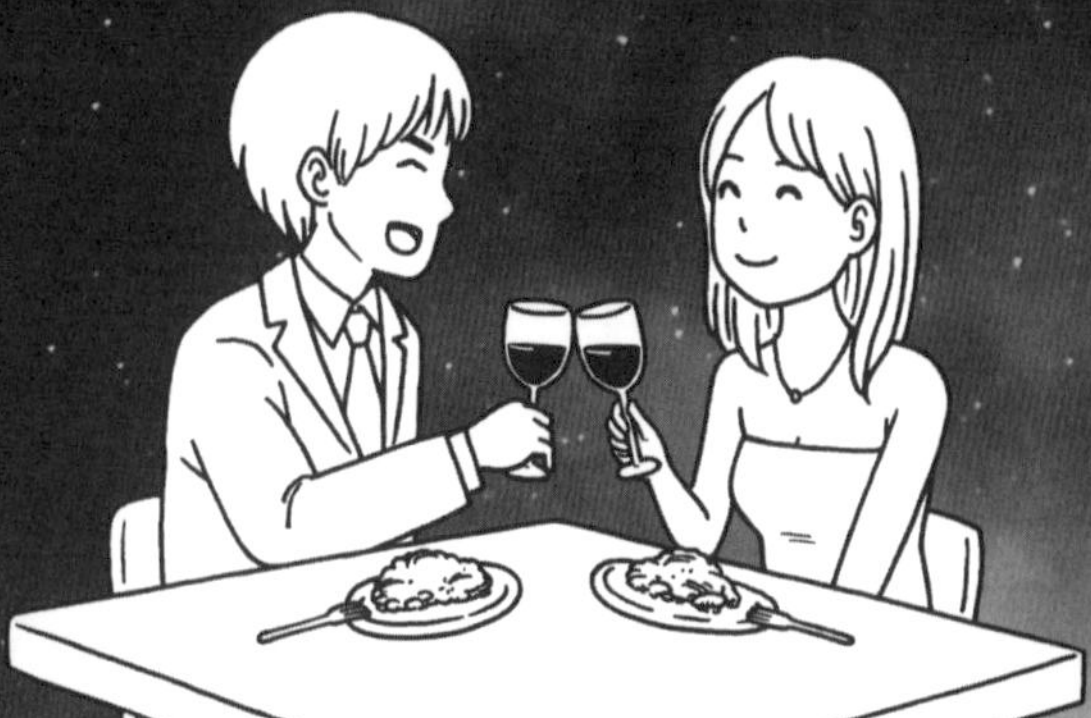

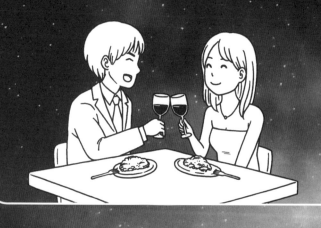

なぜ？① デートにも会議にも効く 賢い座り方

心理学では、座る位置が相手の気持ちに大きな影響を与えるといわれています。たとえば診察室で私は必ず患者さんの右側に座ります。これは左側に座ると、患者さんの心臓の近くに座ることになり、患者さんに不安を感じさせてしまうため。

なお、**真正面は敵対心を生みやすいので会議などでは正面に味方の人を座らせましょう**。デートでは正面よりカウンターの横並び席、あるいは打ち解けやすくなるテーブル横の斜め45度で、女性が男性の左側に座るのがベストです。

なぜ？② 謝るときは 午後2時がベスト！

「時間帯」も人の心理に大きな影響を与えています。たとえば午前11時以降、正午前は空腹でイライラする時間帯。上司などに謝罪する際はこの時間帯を避け、昼食後の2時頃を狙いましょう。**食後は副交感神経が優位になっていて、険悪なムードを回避できる可能性が大**です。

夫婦の話し合いなども午前中はケンカになりやすいので避けるのが賢明。交渉事は夕方に伝えると成功率がアップ。夕方になると疲労が高まって判断力が鈍くなるため、説得しやすくなるといわれています。

すぐ疲れる人に贈る心の栄養ドリンク♪

心理学を活用して、人付き合いをスムーズに

ストレスゼロ！今日からできる座り方ガイド

相手と真正面に向かい合うと敵対しやすくなるため、会議などでは正面に自分の味方を座らせましょう。

相手の左側に座ると安心感を持ってもらえるので、デートなどでは対面席よりも横並びに座れるカウンターで、さらに左側に座るのがベスト。また、相手と自分が互いに心臓を見せ合う斜め45度も安心感が増すため、食事時などでテーブルの角を挟んで座るのもおすすめです。

謝罪の際も、正面で話すと事態が悪化する可能性があるので、相手の左側から声をかけ、斜め45度の位置に立って伝えるとよいでしょう。

位置を意識することでスムーズに事が運ぶようになります。

だれとでも仲良くなれる！

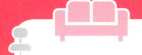

座り方でうまくいく！

SCENE 1

会議室

真正面に座ると敵対心が生まれやすくなるので、正面には味方を配置。座るなら打ち解けやすい斜め45度、相手の左側が正解。

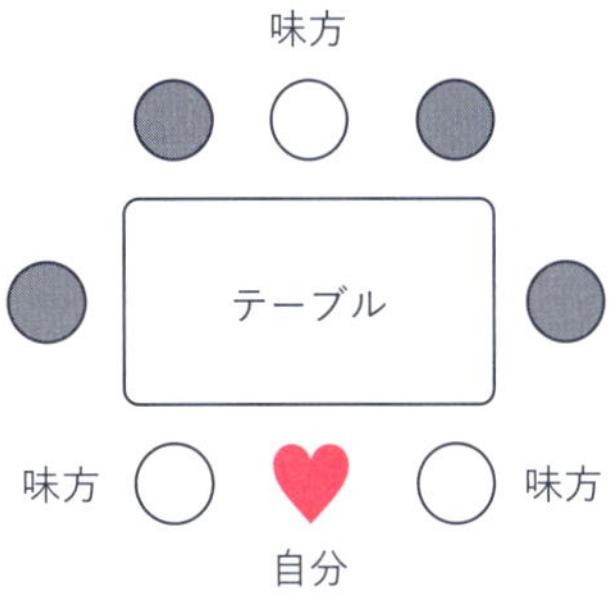

SCENE 2

レストランでのデート

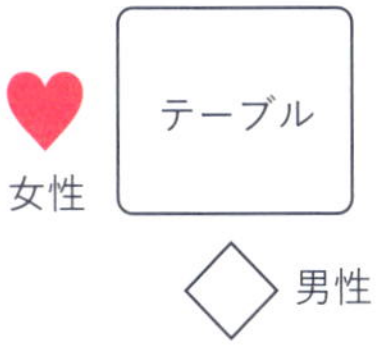

横並びのカウンターだと親近感アップ。デートでもカウンターなら相手の左側に座るようにしましょう。テーブルなら斜め45度、相手の左側に座るのがベスト。

ここで
ひと休み

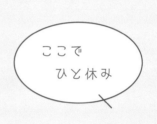

急いで元気になろうと
思っていませんか？
ゆるゆる回復を目指すと
じんわり元気が
わいてきますよ。

PART 5

がんばればがんばるほど
心がモヤモヤ・どんより……
そんなお悩みがスーッと消え、
毎日が楽しくなるストレスケア

疲れないストレスケア

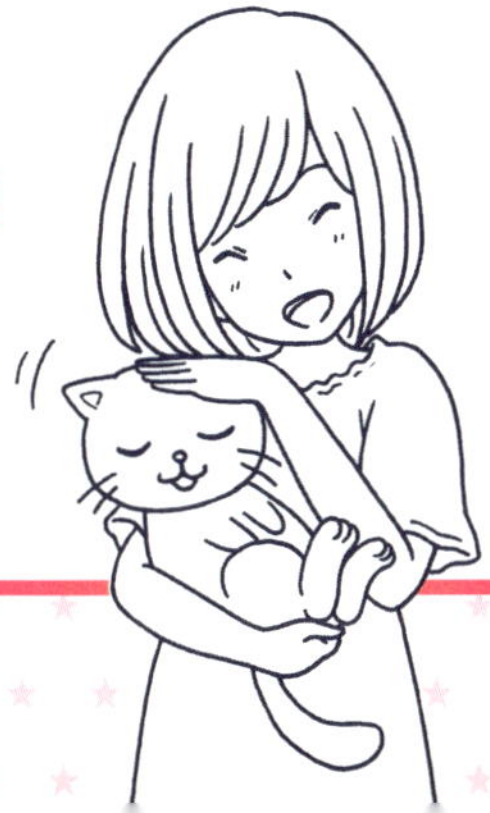

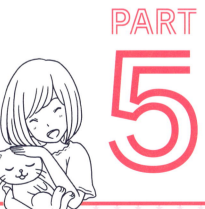

ストレス 1

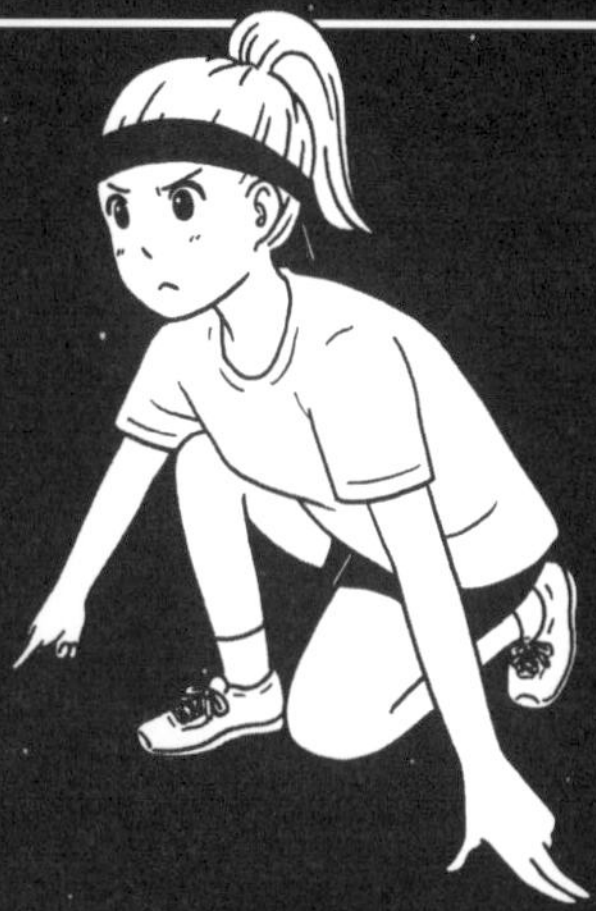

考え込むのは
負のループ。
悩んだら、
即行動!

なぜ？ 1

ネガティブ思考を行動で追い払おう

悩みにとらわれて考え込んでしまうことってありますよね。しかし、悩みは考えれば考えるほど、よくない方向に想像がふくらみがち。この負のループから抜け出すには、思考を断ち切るしかありません。

そのためには、とにかく行動を開始すること。**朝なら歯をみがく、顔を洗う、たまっている家事に手をつける、など体を動かすことが大切です**。これは思考と行動が両立できないため。頭を占領していたネガティブな思考が、体を動かすための新たな思考にはじき出されていくのです。

なぜ？ 2

悩むときは淡々と家事をこなしてみる

おすすめは、家事のＴｏＤｏリストを書き出して、上から順に淡々とこなしていくこと。洗濯、そうじ、食器洗いなど、単純作業に黙々と打ち込むうちに、自然と目の前の作業に集中してネガティブ思考がストップしているはず。とくに自分が集中しやすい家事や作業などを見つけて、あらかじめリスト化しておくとよいでしょう。

長時間にわたって、ネガティブ思考を続けると脳も体も強いストレスを受けて疲れきってしまいます。そうならないためにも負のループは即、断ち切りましょう！

すぐ疲れる人に贈る心の栄養ドリンク♪

悩んだらぼーっとせずに体を動かしましょう

ストレス 2

不安が消えないとき、効くのは「宇宙の本」

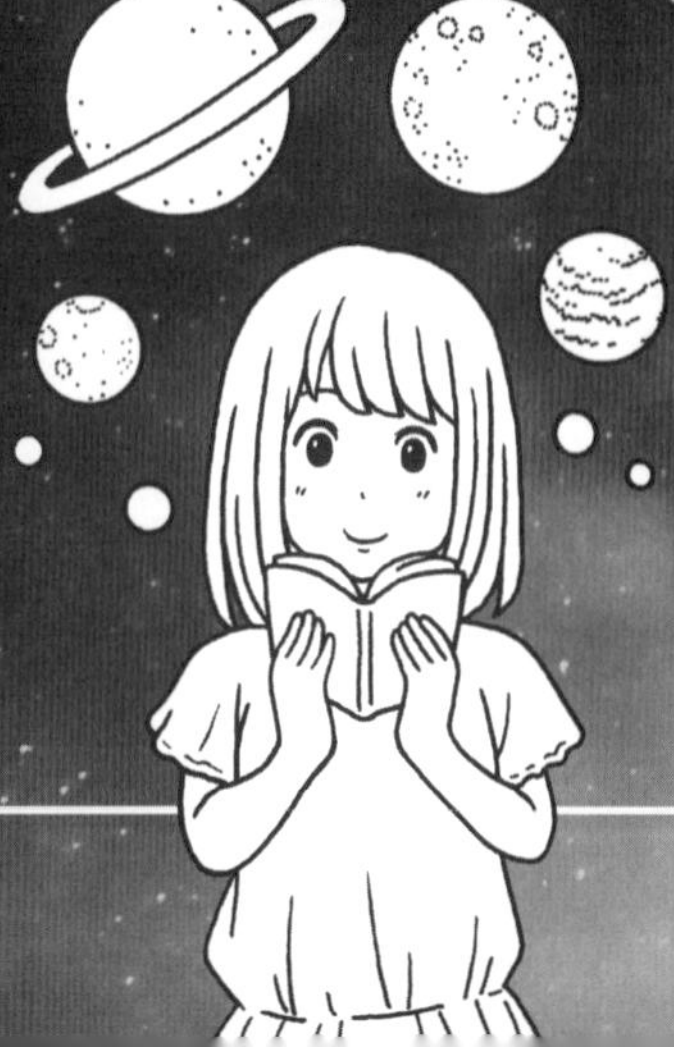

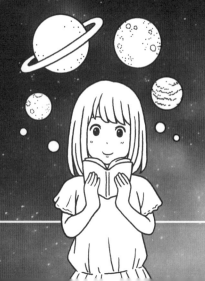

なぜ？ 1

非日常トリップで心配事が消える

私は不安や悩みにとらわれたら、宇宙の本をよく読みます。宇宙って、とても不思議ですよね。「宇宙の端ってどうなっているの？」「光よりも早く広がっている宇宙って、どれだけ大きいのかな？」「ほかの星にも生き物はいるの？」など、宇宙の不思議に向き合い出したら、きりがありません。

だから宇宙の本を読むと、ネガティブ思考なんて一瞬にして吹っ飛んでいきます。**もし現実世界の悩みにはまってしまったら、遠くかけ離れた非日常の世界を想像して、現実逃避してみてください！**

なぜ？ 2

視点が変わる本を読むだけでOK

宇宙の本をはじめ、**ちょっとした知恵ネタや日常の疑問に答えてくれるような気軽な事典本も、ネガティブ思考を断ち切るのに最適です**。コンビニの本棚などでもよく見かけますよね。私も悶々としたら、よく気分転換に買って読んでいます。「これって、こういうことだったんだ！」と視点が変わる感動や、驚くような発見が頭の中を占領して、ネガティブ思考がはじき出されていく感覚になります。

興味のある分野の本があれば、あらかじめ家にストックしておくのもいいですね。

すぐ疲れる人に贈る心の栄養ドリンク♪

現実逃避できる本を一冊持っておきましょう

ストレス

3

「好きなことリスト」で、ほんとうのわたしを取り戻す

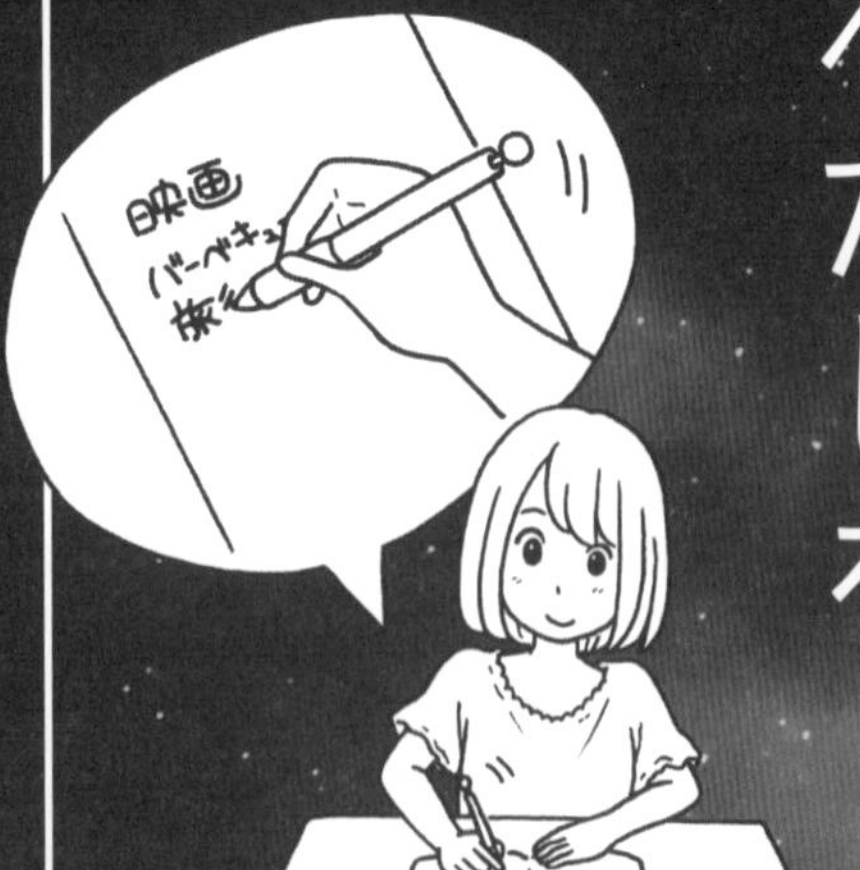

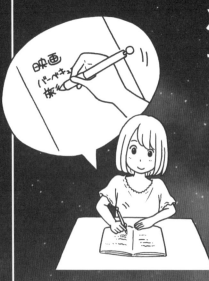

なぜ？ 1

没頭できるものがおすすめ

「なんだか元気が出ない」「毎日のルーティンに飽きてきた」というときにぜひやってみてほしいのが、「好きなことリスト」を作って順番に実行していくこと。あなたが大好きで没頭できるものを選んでください。**好きなことに没頭すると、脳内でやる気ホルモンのドーパミンが分泌され、高揚感や活力を得ることができます。**リストをこなせば、脳内のモードがプラスに切り替わって、本来の自分を取り戻せるはず。スマホゲームやネイルのお手入れ、お菓子作りなど、気軽にできることがおすすめです。

なぜ？ 2

医療現場でも活用されるドーパミン効果

好きなことリストは、悩み解消にも効果的です。好きなことリストでドーパミン分泌を促す方法は実際に心身症の患者さんにも有効な治療法として活用されています。**不規則な生活習慣や、自律神経の乱れはドーパミンの分泌を低下させてしまうので、元気が出ないときには、規則正しい生活を心がけてみてください。**悩んでも仕方ない悩みを考え続けるのは時間の無駄です。負のループを回避して、ストレスをためないようにすることが、人生のサバイバルテクニックです。

すぐ疲れる人に贈る心の栄養ドリンク♪

うつ気味のときはドーパミンを分泌させて！

ストレス 4

悩みが吹き飛ぶ、ちょいキツ運動30分

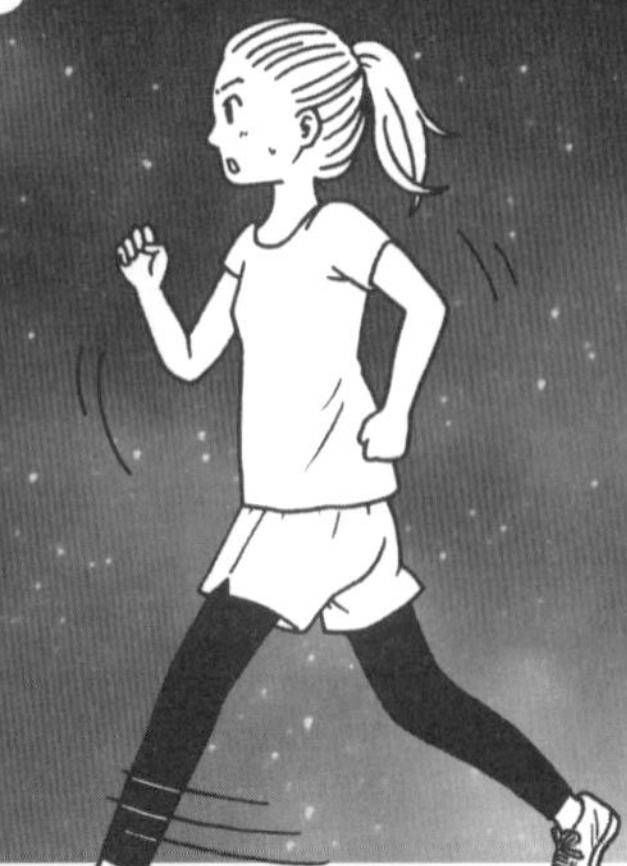

①なぜ？ 抗うつ薬に匹敵する効果が！

運動は、うつ病を予防したり、改善させたりする効果があることが研究によって証明されています。これは、**運動すると脳内で精神の安定に深く関わっている神経伝達物質、セロトニンが分泌されるため。**「30分のちょいキツ運動は一錠の抗うつ薬に匹敵する効果がある」ともいわれています。

たとえば、最寄駅より1駅前で降りて30分の早歩きをするのもおすすめ。最近流行りの暗闇フィールサイクルなども非日常空間で思いきり体を動かすので、より高い効果が得られますよ。

②なぜ？ 脳疲労によるストレスは、運動で消えていく

現代人は、体を動かさず、脳だけを働かせる機会がとても多いですよね。じつはこの脳だけが疲れている状態に、人はもっともストレスを感じることがわかっています。逆に体が疲れていても頭が元気であれば、ストレスとは無縁な状態なんだとか。こうしたことから、もっともストレスの少ない職業は農業であるといわれています。

仕事帰りに頭だけが疲れているなと感じたら、運動で体を動かしてストレスを相殺しましょう。寝る前のナイトランなどは、じつは非常によいストレス解消法です。

すぐ疲れる人に贈る心の栄養ドリンク♪

夜のちょいキツ運動でストレス解消！

ストレス
5

肩こり、頭痛、胃の痛み……体の不調は心からのサインかも!?

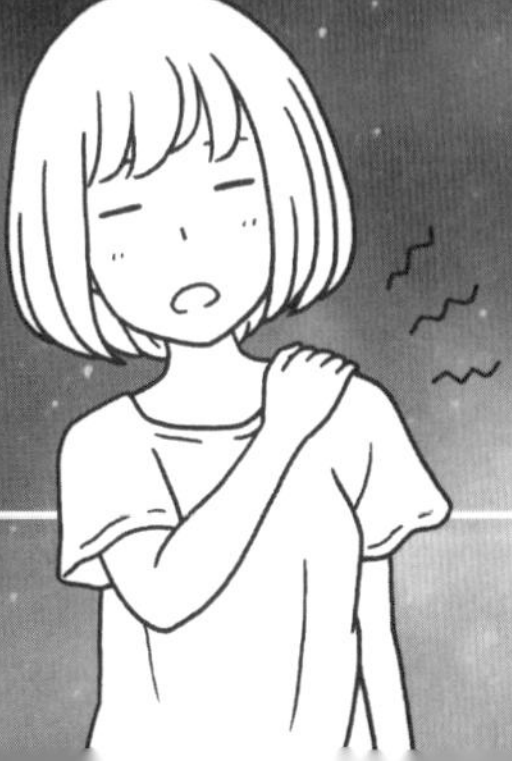

なぜ？1 心と体はつながっている

「病は気から」という言葉があるように、**東洋医学の世界では、精神的な苦しみが体の不調や病となって現れるとされています。**慣用句でも「胸騒ぎがする」「借金で首が回らない」と言ったりしますが、実際に悩みの質や内容によって不調が現れる場所も違ってくるのです。

たとえば、ストレスがたまるとまぶたが痙攣《けいれん》したり、のどになにか詰まった感じになったり、首や肩が強く凝ったりといった特定の部分に症状が現れることも。これは体からの重要なメッセージなのです。

なぜ？2 集中ケアでストレスをはね返そう

東洋医学では、肋骨の下の胸の痛みを胸《きょう》脇《きょう》苦満《くまん》といいます。この部分が痛む患者さんには、ストレスの蓄積や精神の不調を疑います。ほかにも、目、首、肩、喉、胃、腹など、体の場所ごとの不調で、原因を探ることができるのです。

また、**不調の部分をケアすることで、原因となるストレスや疲れをはね返す効果もあるといわれています。**

次のページでは、体の部位ごとの症状と対処法をご紹介しますので、思い当たる部分があれば実践してみてください。

すぐ疲れる人に贈る心の栄養ドリンク♪

体からのヘルプメッセージを見逃さないで！

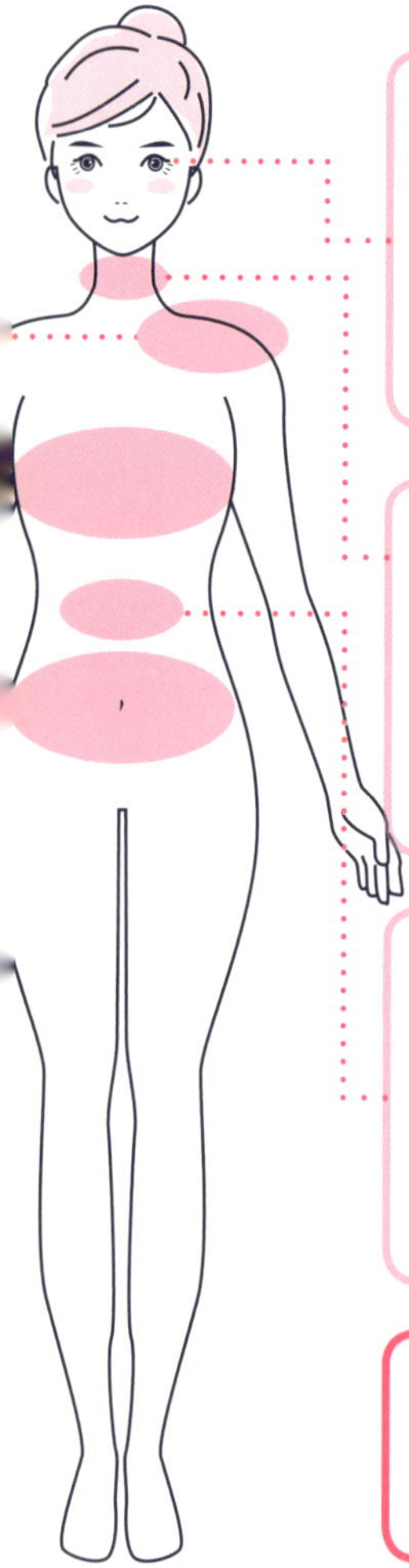

目

症　状：まぶたの痙攣

対処法：ストレスや疲れがたまっているとき、血が足りていないときになりやすいです。前者はジャスミン茶やカモミール茶、アロマオイルなどで気のめぐりを促進しましょう。後者はレバー、ほうれん草やクコの実などを食べて。

のど

症　状：のどがつかえた感じがして苦しい

対処法：疲労やストレスによって気がとどこおっている状態。ジャスミン茶やカモミール茶、アロマオイルなど、巡りをよくしてくれるハーブ系のアイテムを取り入れましょう。体と心をリラックスさせることがカギです。

胃

症　状：心下部のつかえ感、胃の停滞感

対処法：運動不足や睡眠不足による胃の衰弱が原因です。昼寝も使って１日７時間の睡眠を確保しましょう。消化によい青菜、にんじん、じゃがいも、りんご、鶏ささみ、白身魚なども積極的に摂るとよいでしょう。

POINT!

かなりつらいときは病院へ。胸脇苦満に効果的な漢方薬もあります。

体からのサイン、気づいてる？

部位別ストレスチェック

首＆肩 □

症　状：首から肩にかけての凝り
対処法：ストレスや疲れが原因。筋肉や血管の緊張を和らげてくれるイソフラボノイドが豊富なくず湯が効果的です。くず粉を約10倍の水で溶きハチミツや砂糖などを少し加え、弱火で温めて飲みましょう。

胸 □

症　状：胸からわきにかけて重苦しく張っている
対処法：ストレスの蓄積や運動不足などで気の流れがとどこおっている胸脇苦満の状態です。運動で思いきり体を動かしたり、カラオケで大きな声を出したり、自分なりの方法でストレスを発散させましょう。

腹 □

症　状：下腹部の張り、膨満感
対処法：血のめぐりが悪い状態なので、「温冷交代浴」で血流を促します。やり方は、39度前後で20～30分間半身浴、または42度前後で3分間半身浴し、手足に冷水を10秒間かけます。これを5回ほど繰り返します。

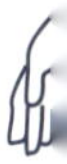

ストレス
6

朗報！
おしゃべりがストレス女子を救う

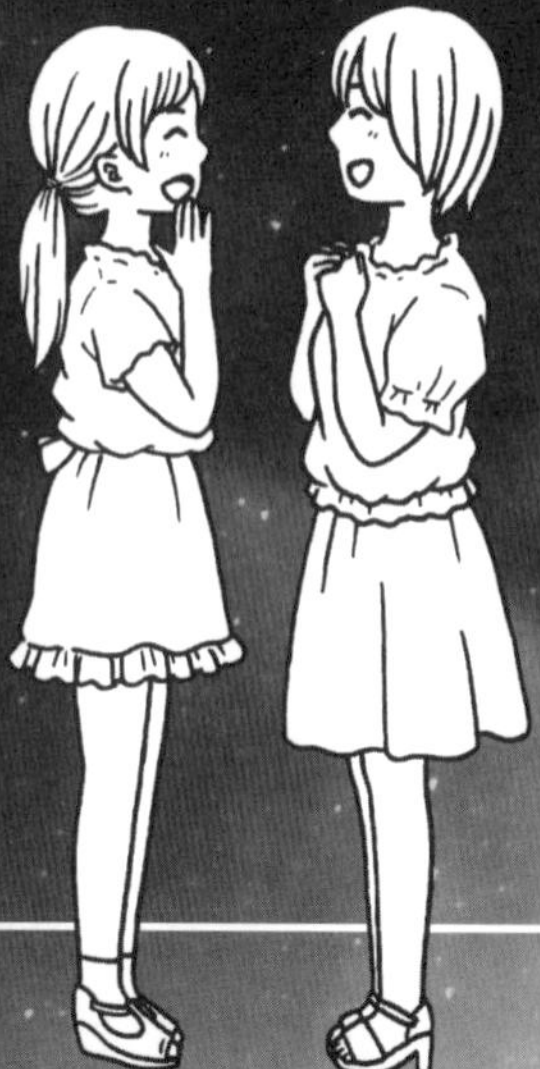

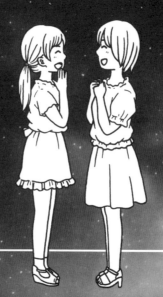

1 なぜ？

歌や音読も絶大な効果あり！

女性はおしゃべりでストレスを発散する、と昔からよく言いますが、これは真実。**女性の脳は人の話を聞いて共感し、それを生きる知恵として頭にインプットします。そして自分の話に相手が共感してくれると快感をおぼえます。**だからおしゃべりをして、共感しあう作業は女性にとって必要なやりとりであり、気持ちがいいものなのです。

ただし、男性にとっては逆にストレスになるので要注意。女性の話し相手がいない場合などは、歌や音読で自分の気持ちを吐き出すという方法もいいでしょう。

2 なぜ？

テレビをぼーっと見るカレの秘密

よく、男性が家でぼーっとテレビを見ていて、話しかけても返事がないことがありますよね？　あれは、ものすごくリラックスしている状態。実際はテレビすら見ていなくて、無心の状態だったりします。そのとき、**男性の脳内では左脳の言葉を操る領域をオフにして、右脳をフル回転させ、空間認知の領域を活性化し、知識の再構築を図っているのです。**つまり、頭の中を整理しているということ。マインドフルネスの状態にも近いです。だから返事がなくても怒らずに、見守ってあげてくださいね。

すぐ疲れる人に贈る心の栄養ドリンク♪

男女の脳の違いを知って、夫婦仲を円満に！

ストレス

7

タッチの魔法！なでられるより、なでる人が幸せに

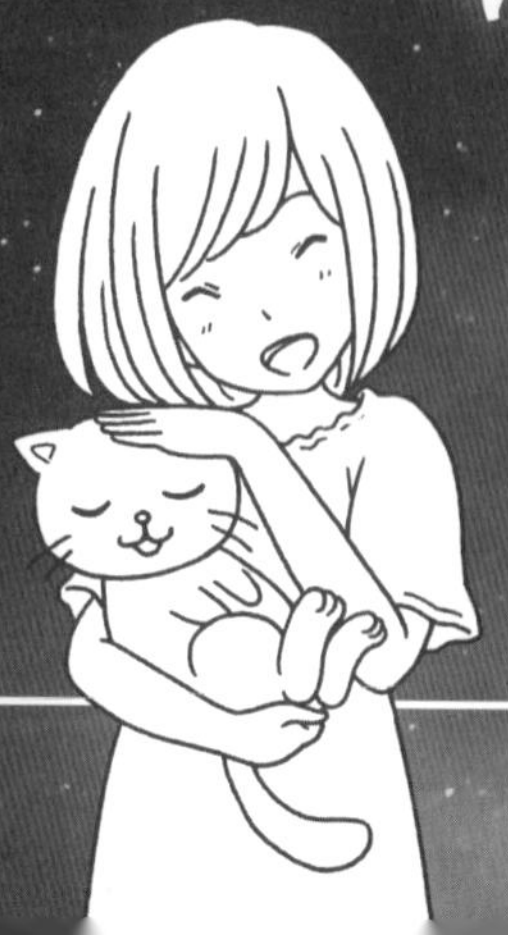

なぜ？① オキシトシンタッチの効果がすごい！

オキシトシンと呼ばれる癒しホルモンをご存じでしょうか。**家族や親しい人、ペットなどと触れ合うことで分泌されるホルモンで、幸福感や気分の安定、ストレス軽減などの作用をもたらします**。痛みや認知症の症状改善にも効果が認められており、医療機関ではタッチケアと呼ばれる治療法としても活用されています。抱擁や軽い接触でも分泌されますが、「オキシトシンタッチ」ならより効果的。やり方は、相手の背中にぴったり両手をつけて、段々と大きな円を描くようにゆっくりなでてあげましょう。

なぜ？② 「他者貢献」が幸せのカギ

絶大な人気を誇るアドラー心理学では、「他者貢献が幸せの鍵になる」と提唱しています。どんなに人生がうまくいかないときでも、人の役に立ったと感じられれば幸福でいられるのです。オキシトシンタッチも「相手に安らぎを感じてもらいたい」という気持ちで行うことで、**他者貢献をしている自分にもオキシトシンが分泌され、幸福感や安らぎを感じることができます**。

とはいえ、家庭を持つ女性は毎日が他者貢献の連続。ありがとうというお礼とともに家族に優しくなでてもらいましょう！

すぐ疲れる人に贈る心の栄養ドリンク♪

人の役に立つことが幸せを呼ぶ秘訣です

ストレス
8

1日1回ガムを噛む
ストレス・食欲が消える
奇跡のガム効果

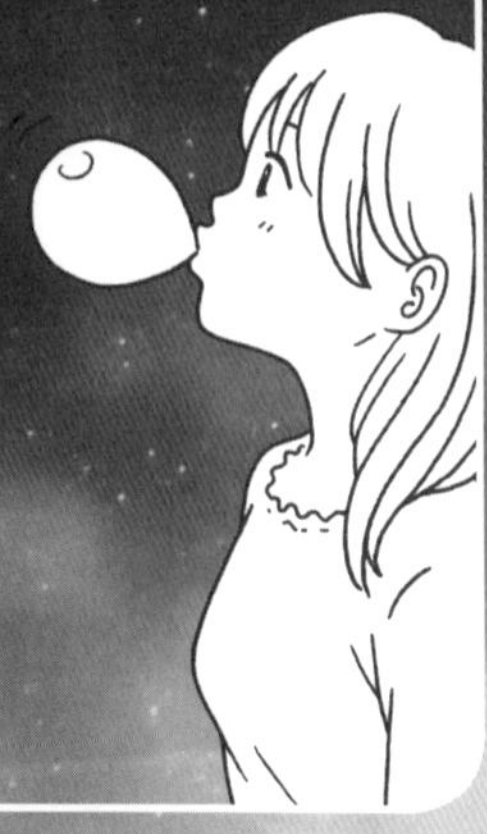

なぜ？ 1

実はヘルシーフード！驚きのガム効果

ガムを噛むと、ストレス軽減やダイエット効果があります。口内には脳や体につながる重要な神経が数多く通っており、**噛むことで恐怖や不安などをつかさどる扁桃体の活動が抑えられ、副交感神経も活発になってストレスを感じにくくなります**。

また、食前にガムを噛むと脳内でセロトニンが分泌され、空腹感が緩和されます。さらにヒスタミンも分泌されるため、食欲抑制や皮下脂肪、内臓脂肪の燃焼率アップの効果も。食べすぎ防止やストレス解消にも最適です。

なぜ？ 2

虫歯やドライマウス、脳梗塞や糖尿病まで予防

唾液の分泌はドライマウスを防止して虫歯を防ぎます。また、健康に悪影響をもたらす口呼吸を防ぐ効果も。唾液中に分泌されるストレスホルモンのコルチゾールが減少するため、ストレスも緩和されます。

ある実験では胃瘻《いろう》（胃に直接栄養を入れる）状態の高齢者にガムを噛んでもらったところ、脳の連合野が活性化されて認知症の症状が軽減しました。**脳梗塞や糖尿病の予防、禁煙効果やアトピー症状の軽減など、ガムを噛むことによる多くの健康効果が証明されているのです**。

すぐ疲れる人に贈る心の栄養ドリンク♪

ガムを噛んで、健康と美しさを手に入れましょう！

ストレス 9

悩みが一気に解消する「イヤなことリスト」がスゴい

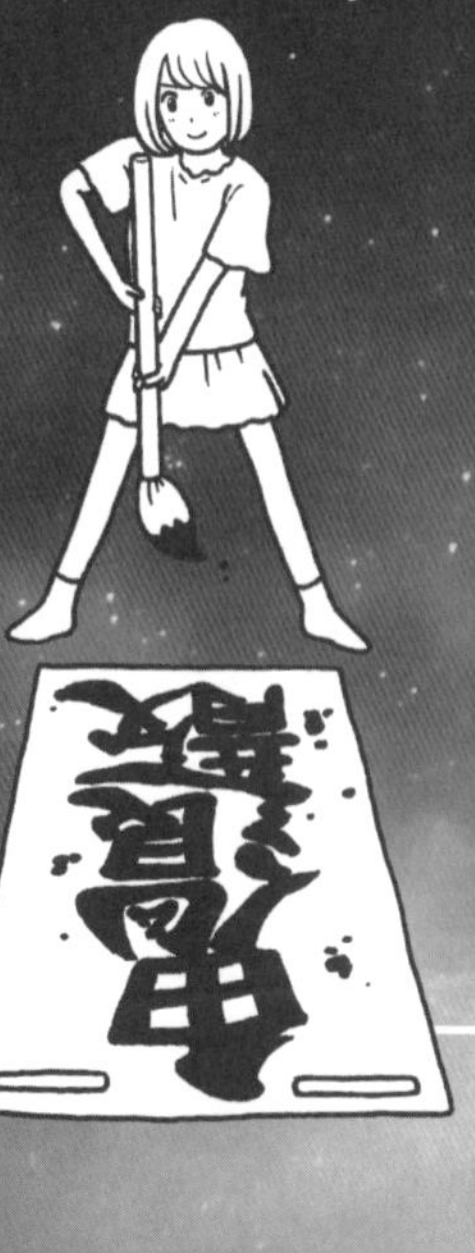

1 なぜ？

コツは太いペンで勢いよく書いて、破る

悩みやネガティブな感情を抱くとつい頭の中で堂々めぐりをさせてしまうもの。こういうときは、思っていることをそのまま紙に書き出してみてください。

書くときは悩みに直面するようで気が進まないかもしれませんが、**書くことがストレス発散や思考の整理にもなります**。

手で文字を書くことによる効果は、ＰＣでのタイピングでは得られないものです。できれば、太いペンで勢いよく書くと、より効果的。書き終わった紙は、破り捨てると、心がすっきりしますよ！

2 なぜ？

悩みって意外と少ないかも!?

悩みは、考えれば考えるほど勝手に増幅していくもの。複雑に考えすぎて、被害妄想状態になっていることも多いのです。ですから、**紙に書き出して悩みを整理してみると、案外たいしたことではなかったり、悩みの数も思っているより少なかったりします**。

心療内科などで、不安を強く持つ傾向にある患者さんには、不安になるたび紙に書いて破るという行為を繰り返してもらう治療も行われています。時間も手間もかからないストレス解消法ですね。

すぐ疲れる人に贈る心の栄養ドリンク♪

悶々としたらとにかく書いて破る！

ストレス

10

疲れとストレスに効く！ハーブの秘密

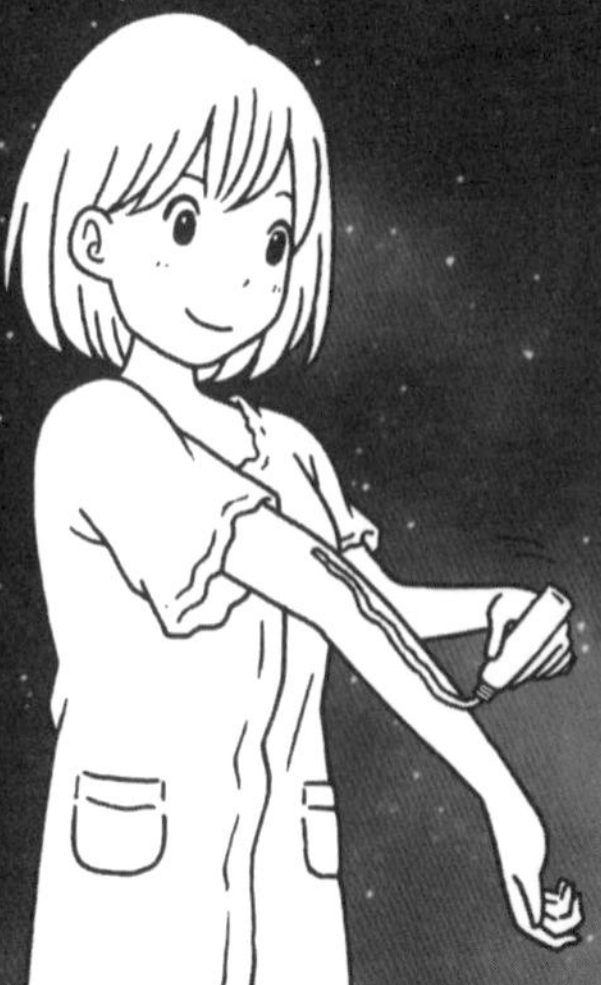

なぜ？ 1

自律神経を安定させ、ストレスに効く

ハーブには、ストレス解消やリラックス効果があります。ハーブの芳香を嗅ぐと鼻腔から嗅覚が刺激され、大脳辺縁系や視床下部に刺激が伝わります。**すると感情や自律神経の安定、ホルモン分泌などに大きな影響をもたらすことがわかっています**。

さらに、呼吸で肺から芳香成分が吸収されると、肺胞から毛細血管、そして全身の血流に乗って薬効がもたらされます。ハーブのなかでもストレスに効果のある精油に、カモミール、レモンバーム、クローブ、フェンネル、ジャスミンなどがあります。

なぜ？ 2

手軽な方法で毎日の習慣に

嗅ぐだけでストレスが解消されて、うつや女性特有の悩みにも作用してくれるハーブ。それぞれに効能があるので、自分の悩みに合ったハーブを探して、上手に生活の中に取り入れてみてください。

ハーブ関連のグッズはたくさん販売されていますが、**なかでも気軽に毎日取り入れられるのがハーブティーやボディー&ハンドクリームなど**。精油タイプのものをボディーマッサージに利用するのもおすすめです。最適なハーブをお気に入りの方法で、活用してみてくださいね。

すぐ疲れる人に贈る心の栄養ドリンク♪

ハーブを効果的に使って美しくなりましょう！

古くから人々の生活に役立てられてきたハーブ。心身ともに疲れたとき、眠れないとき、リフレッシュしたいとき、自然由来の力で癒してくれます。ハーブの持つアロマ効果は、ハーブティーやクリームなどで手軽に取り入れることができます。なお、精油は強い作用を持つため使用時は注意が必要です。

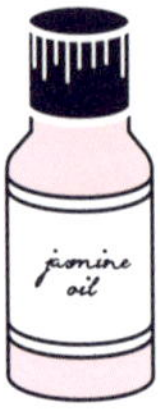

ジャスミン

くせのない優しい花の香り。ジャスミン茶やお香、アロマオイルなどに使われることが多いハーブです。沖縄のさんぴん茶もジャスミンを使用しています。ストレス緩和効果や抗うつ作用があり、日本でもポピュラーなハーブで、さまざまな製品が販売されています。

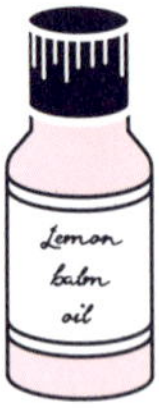

レモンバーム

シソ科のハーブでさわやかな柑橘系の香りです。不安障害や睡眠障害、更年期女性の睡眠障害も改善する効果があります。慢性の気管支炎や熱、頭痛、うつ病に対する効果も。乾燥花のハーブティーや生葉を料理に使用するのもおすすめです。

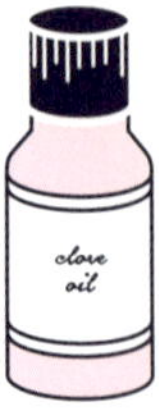

クローブ

健胃作用があり、日本では生薬や漢方薬に利用されています。肉料理のスパイスとしても人気。バニラのような甘い香りがします。抗うつ作用や精油に殺菌・防腐作用。弱い麻酔・鎮痛作用もあり、歯痛の鎮痛剤としても用いられます。

毎日使って実感♪

ハーブの幸せアロマ効果

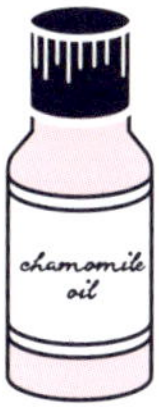

カモミール

キク科のハーブでりんごのような優しい香りが人気。古くから健胃・発汗・消炎の薬草として、また婦人病などにも有効とされてきました。ストレス軽減、睡眠障害や産後のうつ改善、便秘解消、月経痛緩和、生理不順、美肌効果などさまざまな効能も。

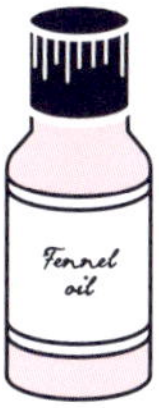

フェンネル

強めの甘い香りが特徴の、セリ科ウイキョウ属の多年草。健胃腸や痰の除去、消化促進、消臭効果の効能があるとされ、生薬や漢方薬にも利用されてきました。鎮静作用や更年期障害のほてり、不眠、不安症状の改善などにも効果があるとされています。

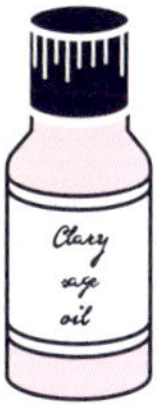

クラリセージ

シソ科のハーブ。ややスパイシーで甘み少なめの香り。民間療法では種子が眼の疾患に効くとされています。抗うつ作用やエストロゲン刺激作用があり、生理不順や更年期障害のほてりにも有効。精油がアロマテラピーに使用されることも多くあります。

はじめての漢方講座

近年、西洋医学と東洋医学の両方のよさを生かした診療が主流となりつつあります。漢方ではそれぞれの体質を見定め、心身両面からアプローチして不調や病気の改善をめざす点が大きな魅力です。

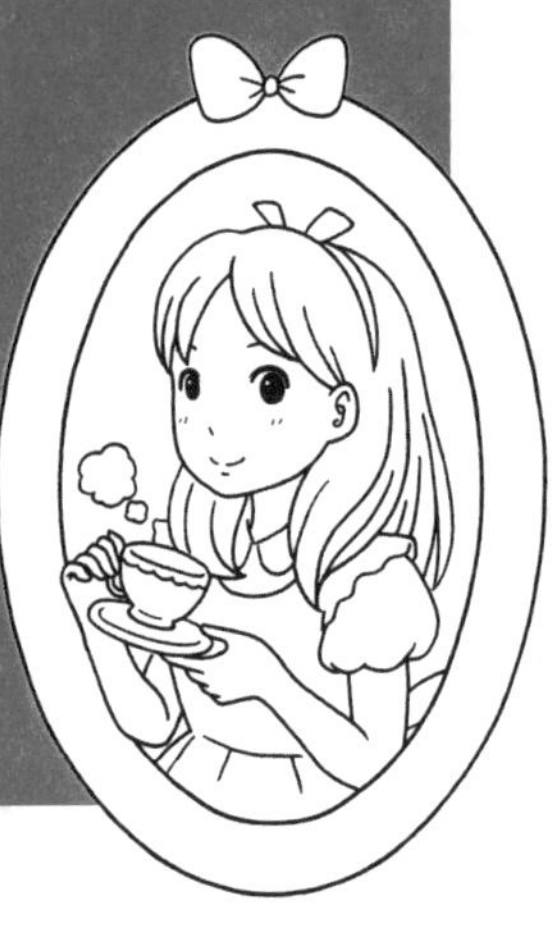

漢方では、体を動かす要素を「気・血《けつ》・水《すい》」に分けて考えます。「気」はエネルギー、「血」は血液、「水」は体液。これらが体内をめぐることで、健康が保たれているのです。どれかが不足したり、流れがとどこおったりすると、不調が生じます。この考え方をもとに体質をタイプ分けしたものが瘀《お》血《けつ》、血虚、水滞、気滞の4タイプです。

③ 水滞〈すいたい〉

チェック 舌の周りに歯のあとが残る

症　状 頭や体が重だるく感じやすい、むくみ、軟便・下痢気味、ニキビ・吹き出物がある、太り気味、汗をかきやすい、冷えやすいなど

対処法 暴飲暴食、脂っこいものや味の濃いものはなるべく控えるように。またお酒やタバコを嗜む人は、量をセーブ。軽い運動をして汗をかき、余分な水分や老廃物を出しましょう。

④ 気滞〈きたい〉

チェック ため息をよくついている

症　状 イライラしやすい、怒りっぽい、憂うつ感がある、ゲップ・おならが出やすい、しぶり腹（便が出ないのに便意をもよおす）、胸やのどなどがつかえる、息苦しさなど

対処法 ジャスミン茶やカモミール茶、アロマオイルなど香りの通りがよいものを摂るとリラックスできます。

漢方ミニ知識①

あなたはどのタイプ？4タイプ診断

① 瘀血〈おけつ〉

チェック 舌の裏の静脈が青い、はれている

症状 アザができやすい、シミや目の下にくまができやすい、ニキビができやすい、しこり・塊ができやすい

対処法 血のめぐりをよくするために、運動やストレッチなど、体を動かす習慣を取り入れましょう。また同じ姿勢を長時間とらない工夫を意識しましょう。めぐりをよくする食べ物として、たまねぎやラッキョウ、グレープフルーツなどもおすすめです。

② 血虚〈けっきょ〉

チェック 舌を出したときに小刻みに震える、舌の色が淡い

症状 皮膚・髪・爪にツヤが無い、顔色が悪い、やせ気味、目がかすむ、眠れない、貧血

対処法 栄養が足りていないタイプなので、無理なダイエットや偏食は避け、規則正しい生活リズムを心がけましょう。血を補う食べ物としては、レバー、ほうれん草などがおすすめです。

今まで漢方薬はあまりのんだことがない、よくわからないので敬遠しているといった方こそ効果を実感できるのが漢方です。日頃、漢方外来で多くの患者さんを診療している私が、女性ならではの不調や悩みに寄り添ってくれる、漢方薬ベスト７をセレクトしました。

④ 五苓散〈ごれいさん〉

症状 めまい、口の渇き、吐き気、食欲不振、腹痛、頭痛、むくみ、二日酔いなど

解説 体の働きを高めて、余分な「水」を体の外へ出す処方。余分な「水」だけを出すので、逆に一時的に不要な「水」が体にたまっているときにも効果的です。

⑤ 当帰芍薬散〈とうきしゃくやくさん〉

症状 手足の冷え、貧血、めまい、顔面蒼白、肩こり、耳鳴り、月経異常

解説 全身に栄養を与え、血行をよくするのと同時に、水分代謝を整えることで余分な水分を体から取り除いて、冷え症や生理不順を改善してくれます。

⑥ 桂枝茯苓丸〈けいしぶくりょうがん〉

症状 下腹部の痛み、肩こり、頭痛、めまい、のぼせ、足の冷え、生理痛、月経異常

解説 とどこおった「血」のめぐりを良くすることで、下半身に熱をめぐらせて生理痛、生理不順、月経異常などを改善します。肝斑（シミ）にも効果ありというエビデンスも存在します。

⑦ 十味敗毒湯〈じゅうみはいどくとう〉

症状 ニキビ、じんましん、かゆみを伴う発疹、アトピー性皮膚炎、乳腺炎

解説 患部がじゅくじゅくしたり、化膿を繰り返しているときに、肌をふさいでいる余分なものを出すとともに、「水」や熱を発散させて、肌を正常化してくれます。

漢方ミニ知識②

お役立ち漢方薬ベスト7！

① 人参養栄湯〈にんじんようえいとう〉

症状 慢性的な疲れ・衰弱。女性に多い倦怠感、顔色不良、貧血、食欲不振、微熱、冷え、下痢、不眠、皮膚の乾燥、心悸亢進、息切れ、呼吸困難、もの忘れなど多くの症状に効果的

解説 P65でも紹介しましたが、消化器の働きを高めて栄養をすみずみに行きわたらせ、「気」と「血」の両方を補う万能の漢方薬。「気血」の不足は、身体虚弱だけでなく、精神不安、不眠、体力低下、体重減など、さまざまな症状につながると漢方では考えます。

② 加味逍遥散〈かみしょうようさん〉

症状 不眠、イライラ、不安、のぼせ、ホットフラッシュ、耳鳴り、頭痛、肩こり、手足の冷え、動悸、月経前症候群（PMS）

解説 「気」を下に降ろして全身にめぐらせるとともに、たまった熱を冷やします。さらに、不足している「血」を補うことで、体のバランスを整えます。とくに、交感神経が興奮したことによるイライラ、不眠症などの中高年女性の神経症状によく使われます。

③ 抑肝散加陳皮半夏〈よくかんさんかちんぴはんげ〉

症状 不眠、ストレスによる食欲不振、更年期などに伴う神経過敏、怒りやすい、イライラ、月経前症候群（PMS）など

解説 自律神経の調節をしながら「血」を補い、「気」「血」をめぐらせる処方です。ストレスによる身体への影響を除き、自律神経を安定させます。胃腸の働きを整える生薬も配合されているため、胃腸の弱い人でも服用しやすく安心です。

- 『アンチエイジング医学 日本抗加齢医学会雑誌　Vol.11』
- 『伝統医学』伝統医学 Vol.1 No.1 No.2 ／ Vol.2 No.1 No.2
- 『Geriatric Medicine（老年医学）』46 巻 12 号
- 金澤康子ほか：天使大学紀要 Vol.10：23-34,2010
- 矢野悦子ほか：日本生理人類学会誌 Vol.9 特別号（1）：132-133,2004
- Journal of Advanced Nursing 72（2）：306-315,2015
- Cases J et al：Med J Nutrition Metab 4（3）：211-218,2011
- Taavoni S et al：Complement Ther Clin Pract 19（4）：193-196,2013
- J. Soc. Cosmet. Chem. Japan. 32（3）：247-252,1998
- Ashish K Mehta et al： Nutritional Neuroscience 16（5）：233-238,2013
- Geun Hee Seol et al：Journal of Ethnopharmacology 130（1）：187-190,2010
- J. Soc. Cosmet. Chem. Japan. 32（3）：247-252,1998
- Tapanee Hongratanaworakit：Natural Product Communications 5（1）：157-162,2009

参考文献

- 『医師が認めた最強の漢方薬「人参養栄湯」』
  工藤孝文著　あさ出版
- 『ついた脂肪が即スッキリ！　医師が考案　おかずみそ汁ダイエット』　工藤孝文著　学研プラス
- 『元デブ医者が教える おいしく飲んでみるみるやせる 緑茶コーヒーダイエット』　工藤孝文著　日本実業出版社
- 『医師 & 専門家が実践！本当に疲れが取れる効果 10 倍！ の休息法』『ＴＨＥ 21』編集部編　ＰＨＰ研究所
- 『When 完璧なタイミングを科学する』
  ダニエル・ピンク著　講談社
- 『仕事、健康、人間関係 最高にうまくいくのは何時と何時？――魔法の体内時計 』
  マイケル・スモレンスキー／リン・ランバーグ著　幻冬舎
- 『天気痛 つらい痛み・不安の原因と治療方法』
  佐藤純著　光文社
- 『すべての疲労は脳が原因 １』梶本修身著　集英社
- 『スタンフォード式　疲れない体』
  山田知生著　サンマーク出版
- 『疲れないカラダお得技ベストセレクション』晋遊舎

疲れない大百科

工藤孝文

2019年4月30日　初版発行

発行者	横内正昭
編集人	青柳有紀
発行所	株式会社ワニブックス 〒150-8482 東京都渋谷区恵比寿4-4-9 えびす大黒ビル TEL　03-5449-2711(代表)03-5449-2716(編集部) ワニブックスHP https://www.wani.co.jp WANI BOOKOUT http://www.wanibookout.com
印刷所	株式会社 美松堂
製本所	ナショナル製本

Staff

イラスト	徳田有希／小林祐司
カバーデザイン	木村由香利
本文デザイン	小林祐司
構成	井上真規子(有限会社verb)
校正	深澤晴彦
編集	石橋和佳
編集統括	吉本光里(ワニブックス)

ISBN978-4-8470-9788-1